领你过

全国护士执业资格

考试必备

第2版

主编　王秀玲　王世霖
副主编　戚　蓉　刘　莉　魏　雪
编　者　王世霖　王秀玲　申红艳　代世嗣
刘　莉　刘佳山　李多琼　陆全菊
郭金丽　戚　蓉　魏　雪

人民卫生出版社
·北　京·

图书在版编目(CIP)数据

全国护士执业资格考试必备 / 王秀玲，王世霖主编. 2 版. -- 北京 : 人民卫生出版社，2024. 10. -- ISBN 978-7-117-36736-3

Ⅰ. R192. 6

中国国家版本馆 CIP 数据核字第 2024AD4945 号

人卫智网	www.ipmph.com	医学教育、学术、考试、健康，购书智慧智能综合服务平台
人卫官网	www.pmph.com	人卫官方资讯发布平台

全国护士执业资格考试必备

Quanguo Hushi Zhiye Zige Kaoshi Bibei

第 2 版

主　　编：王秀玲　王世霖

出版发行：人民卫生出版社（中继线 010-59780011）

地　　址：北京市朝阳区潘家园南里 19 号

邮　　编：100021

E - mail：pmph @ pmph.com

购书热线：010-59787592　010-59787584　010-65264830

印　　刷：三河市潮河印业有限公司

经　　销：新华书店

开　　本：850 × 1168　1/32　　印张：9

字　　数：190 千字

版　　次：2021 年 9 月第 1 版　2024 年 10 月第 2 版

印　　次：2024 年 11 月第 1 次印刷

标准书号：ISBN 978-7-117-36736-3

定　　价：36.00 元

打击盗版举报电话：010-59787491　E-mail：WQ @ pmph.com

质量问题联系电话：010-59787234　E-mail：zhiliang @ pmph.com

数字融合服务电话：4001118166　E-mail：zengzhi @ pmph.com

前 言

护士执业资格考试（以下简称“护考”）自实行人机对话考试以来，考题数量大幅增加，考点或考题的重复率越来越高。所以在备考过程中认真复习历年高频考点，既可熟悉命题思路，又可掌握考试重点，是顺利通过护考的有效策略。

本书以口袋书的形式呈现，详细总结了近年人机对话考试的高频核心考点，内容简洁、精练，并以不同字体区分，便于考生随时随地学习记忆，掌握考试精髓。

备本书、背本书，是通过护考“四两拨千斤”的法宝。

考生在使用本书时如有任何问题或建议，欢迎通过邮箱 kqkb100t@163.com 反馈，以便让我们做得更好，使更多的考生受益！

王秀玲

2024 年 8 月

目　录

第一篇　考点必备

第二篇　考点速记

负重伤，负重伤比较常见的是**腰椎间盘突出症**。

11. **锐器伤**是最常见的职业损伤因素之一，也是导致**血源性传播疾病**的最主要因素。

12. 锐器伤的紧急处理方法：①发生针刺伤时立即从伤口的**近心端向远心端挤压**，**禁止**伤口**局部按压**；②肥皂液、流动水**冲洗皮肤**，生理盐水冲洗黏膜；③用 0.5% 聚维酮碘（碘伏）或 75% 乙醇**消毒伤口**并包扎；④报告并填写锐器伤登记表；⑤根据患者血液中毒菌的多少和伤口情况的评估，做相应处理；⑥进行血清学检测。

13. 医院的中心任务是“**以医疗为中心**”。

14. 随时观察候诊患者的病情，如遇**高热、剧痛、呼吸困难、出血、休克**等患者，应立即采取措施，安排提前就诊或送急诊室处理。

15. 急救物品完好率达到 **100%**，应做到“**五定**”，即**定数量品种、定点安置、定人保管、定期消毒灭菌、定期检查维修**。

16. 医生到达前，护士应根据病情作出初步判断，进行紧急处理，如**测血压、止血、给氧、吸痰、建立静脉通道、进行胸外心脏按压和人工呼吸**等。

17. 在抢救过程中，如为**口头医嘱**，护士应向医生**复述一遍**，双方确认无误后方可执行。抢救医嘱须在抢救结束后 **6 小时内**据实补齐。

18. 白天病区理想的声音强度为 **35～40dB**，应做到“四轻”，即说话轻、走路轻、操作轻、关门轻。

19. 一般病室适宜的温度为 **18～22℃**，婴儿室、手术室、产房为 **22～24℃**；室内相对湿度为 **50%～60%**，**湿度过低**对**气管切开**、呼吸道感染、急性喉炎的患者**尤为不利**。

20. 病室应定期开窗通风，每次 **30 分钟**左右。

21. 破伤风患者的病室**光线宜暗**，宜安静。

22. 麻醉床的目的是便于**接收、护理麻醉手术后的患者**。

23. 铺床节力原则：避免多次走动；**避免腰部过度弯曲**，铺床时身体靠近床边，上身保持直立，**两膝稍弯曲**以降低重心，两脚根据活动情况前后、左右分开，扩大支撑面；操作时使用**肘部力量**，动作平稳连续。

24. **危、急、重症**患者及**即将分娩者可酌情**免浴；对**传染病或疑似传染病**患者，应送**隔离室**处置。

25. 护送患者入病区的过程中**必要的治疗（如输液、吸氧等）不能中断**。

26. 用红笔在体温单 **40～42℃之间**，纵行填写**入院、出院时间**。

27. **住院期间病历排列首先是体温单**、医嘱单；**出院病历排列首先是住院病历首页**，医嘱单、体温单置于最后，交**病案室**保管。

28. 床垫、床褥、棉胎、枕芯用紫外线灯照射消毒或日光下曝晒 **6 小时**。

29. 特级护理，严密观察患者病情变化；一级护理**每小时**巡视患者一次；二级护理**每 2 小时**巡视患者一次；三级护理**每 3 小时**巡视患者一次。

30. 协助患者坐轮椅和下轮椅时，**轮椅后背均与床尾平齐**；推轮椅时，患者身体尽量向后靠。

31. **四人搬运法**适用于**颈、腰椎骨折**，或病情较重的患者。

32. 平车运送过程中，注意：①患者**头部**应卧于**大轮端**；②护士站在患者**头侧**，以利于观察病情；③上下坡时，患者的**头部应在高处**；④进出门时，应先将门打开，不可用车撞门。

33. 搬运骨折患者时应在车上**垫木板**和做好骨折部位的**固定**。

34. 被动卧位用于**昏迷、极度衰弱和瘫痪**等患者；被迫卧位用于**支气管哮喘患者发作时**，因呼吸困难而采取端坐位。

35. 去枕仰卧位用于：**昏迷或全身麻醉未清醒**的患者，**防止呕吐物误吸**；椎管麻醉或腰椎穿刺术后**6~8小时**的患者，防止低颅压性头痛。

36. 中凹卧位用于：**休克**患者。

37. 侧卧位用于：臀部肌内注射、灌肠、肛门检查，配合胃镜、肠镜检查。

38. 半坐卧位用于：**心肺疾病引起呼吸困难**的患者；**面部、颈部、胸部、腹部及盆腔术后**。

39. 端坐位用于：**急性肺水肿、心包积液、支气管哮喘急性发作时**的患者。

40. 头低足高位用于：肺部分泌物引流、十二指肠引流、**胎膜早破、跟骨及胫骨牵引**。

41. 膝胸位用于：**法洛四联症缺氧发作、矫正胎位不正**。

42. 手术后的患者，**先换药，再翻身**；颅脑手术后的患者，头部翻动过剧可引起脑疝，一般只卧于**健侧或平卧**；骨牵引的患者，翻身时**不可放松牵引**。

43. 宽绷带用于**固定手腕及踝部**；肩部约束带用于**固定肩部**，**限制**患者**坐起**；膝部约束带用于**固定膝部**，**限制**患者**下肢活动**。

44. 污染的纸张，**破伤风、气性坏疽、铜绿假单胞菌等感染的敷料**，金属器械和搪瓷类物品急用时（锐利刀剪除外，以免锋刃变钝），可用燃烧法。

45. 煮沸消毒法：水沸开始计时，若中途加入物品，应从第二次水沸后重新计时；水中加入**1%~**

2% 碳酸氢钠，增强杀菌作用，去污防锈；玻璃类物品用纱布包裹，冷水或温水时放入；橡胶类物品用纱布包裹，水沸后放入。

46. 压力蒸汽灭菌法是首选的灭菌方法

①手提式：压力 103～137kPa，温度 121～126℃，经 20～30 分钟达灭菌效果；②预真空式：压力 184.4～210.7kPa，温度 132℃，经 4～5 分钟达灭菌效果。

47. 日光曝晒法，6 小时达到消毒效果。

48. 2% 戊二醛用于内镜消毒；使用前加 0.5% 亚硝酸钠防锈；灭菌后的物品用无菌蒸馏水冲洗。

49. 含有效氯 2 000～5 000mg/L 的消毒液，用于消毒被肝炎病毒、结核分枝杆菌、细菌芽孢污染的物品，浸泡、擦拭、喷洒时间 30 分钟以上；含有效氯 10 000mg/L 的干粉加入排泄物中，作用时间 2 小时以上。

50. 无菌持物钳消毒液液面需浸没轴节以上 2～3cm 或镊子的 1/2 处；只能用于夹取无菌物品。

51. 已打开的无菌溶液有效期 24 小时；未污染的无菌包有效期 7 天，已打开的无菌包有效期 24 小时；铺好的无菌盘有效期 4 小时。

52. 无菌手套外面为无菌区，未戴手套的手不可触及手套的外面，已戴手套的手不可触及未戴手套的手及手套的内面；发现手套破损或不慎被污染，应立即更换。

53. 清洁区如医务人员的更衣室、值班室、配餐室、库房等；潜在污染区如医护办公室、病区内走廊和化验室；污染区如病室、处置室、污物间等。

54. 传染病患者出院、转科或死亡，需进行终末消毒处理，患者单位的被服类放入污物袋，先消毒再清洗。

55. 严密隔离适用于霍乱、鼠疫、严重急性呼吸综合征等烈性传染性疾病；血液隔离适用于乙型、丙型、丁型肝炎以及艾滋病等；保护性隔离适用于大面积烧伤、早产儿、白血病及脏器移植的患者等。

56. 七步洗手法持续时间至少15秒。

57. 挂隔离衣时，如挂在潜在污染区，隔离衣的清洁面向外，不得露出污染面；如挂在污染区，则污染面朝外，不得露出清洁面。

58. 特殊口腔护理适用于高热、昏迷、禁食、鼻饲、口腔疾病、大手术后及生活不能自理的患者。

59. 1%～4%碳酸氢钠用于真菌感染；0.1%醋酸用于铜绿假单胞菌感染。

60. 为昏迷患者口腔护理时禁忌漱口；长期应用抗生素者应注意观察口腔黏膜有无真菌感染。

61. 30%乙醇可以湿润、松解头发缠结。

62. 为患者脱衣服，先近侧后远侧；如有外伤，先健肢后患肢；为患者穿衣服，先远侧后近侧，先患肢后健肢。

63. 垂直压力是造成压力性损伤的最主要因素。仰卧位好发部位以骶尾部最常见。

64. 压力性损伤的分期：淤血红润期（Ⅰ期）：受压局部皮肤红、肿、热、麻木或触痛，皮肤表面无破损，为可逆性改变；炎性浸润期（Ⅱ期）：皮肤紫红色、皮下硬结、表皮水疱；浅度溃疡期（Ⅲ期）：组织感染，脓液流出；坏死溃疡期（Ⅳ期）：溃疡形成，坏死组织发黑，脓性分泌物增多，有臭味。

65. 一般每2小时翻身一次，经常更换体位以预防压力性损伤。

66. 晨晚间护理不包括诊疗工作。

67. 发热程度划分

低热：**37.3～38.0℃**；中度热：**38.1～39.0℃**；高热：**39.1～41.0℃**；超高热：**41.0℃以上**。

68. **稽留热**，体温39.0～40.0℃，24小时波动**≤1.0℃**；常见于伤寒、**肺炎球菌肺炎**等。**弛张热**，体温>39.0℃，24小时波动**>2.0℃**；常见于败血症等。

69. **体温>39.0℃**——冰袋冷敷头部；**体温>39.5℃**——乙醇拭浴、温水拭浴或大动脉处冷敷；降温后**30分钟**，应复测体温一次。

70. 测口温时如患者不慎咬破体温计，应立即清除玻璃碎屑，再口服**蛋清或牛奶**以延缓汞的吸收。若病情允许，可服用粗纤维食物（如韭菜），以促进汞的排出。

71. **婴幼儿、精神异常、昏迷、呼吸困难**、口鼻腔手术、不能合作的患者，**不宜测口腔温度**；**直肠或肛门手术、腹泻以及心肌梗死**的患者**不宜测直肠温度**。

72. 正常成人脉率为**60～100次/min**。成人脉率**>100次/min**，称速脉；**<60次/min**，称缓脉。

73. 脉率测量部位首选**桡动脉**。

74. 脉搏短绌，**心律完全不规则，心率快慢不一，心音强弱不等**，且心率>脉率常见于**心房颤动**。测量方法：由**两人**同时测量，一人听心率，另一人测脉率，由**听心率者发出"起""停"口令**，两人同时开始，测**1分钟**。记录方式：**心率/脉率**。

75. 在安静状态下，正常成人呼吸频率为**16～20次/min**，成人呼吸频率**>24次/min**为呼吸增快，**<12次/min**为呼吸缓慢。

76. 吸气性呼吸困难有明显的三凹征：**胸骨上窝、锁骨上窝、肋间隙凹陷**，见于**喉头水肿、喉头异**

霉素皮试液：每毫升含链霉素**2 500U**；③破伤风抗毒素皮试液：每毫升含破伤风抗毒素**150U**；④普鲁卡因皮试液：每毫升含普鲁卡因2.5mg；⑤细胞色素C皮试液：每毫升含细胞色素C 0.75mg。

145. 减轻链霉素的毒性反应可以静脉注射**10%葡萄糖酸钙或5%氯化钙**。

146. 破伤风抗毒素试敏结果**阳性**患者，进行**脱敏注射法，分4次，小剂量并逐次增量注射**。

147. 碘过敏试验在造影前**1~2天**进行，试验方法为口服法、皮内注射法、静脉注射法。

148. 静脉输液常用的溶液及作用

晶体溶液：①**葡萄糖溶液**，补充**水分和热能**；②**等渗电解质溶液**，补充**水分和电解质**；③**碱性溶液**（5%碳酸氢钠溶液），**纠正酸中毒**，维持酸碱平衡；④**高渗溶液**（20%甘露醇），**降低颅内压，利尿脱水**。

胶体溶液：①**中分子右旋糖酐**，提高血浆胶体渗透压，**扩充血容量**；②**低分子右旋糖酐**，降低血液黏稠度，**改善微循环**。静脉营养液，提供能量，维持正氮平衡。

149. 输液速度应根据患者的年龄、病情、药物性质调节，一般成人**40~60滴/min**，儿童**20~40滴/min**。对年老、体弱、婴幼儿、心肺疾病患者输液速度宜慢，对严重脱水、心肺功能良好的患者输液速度可适当加快。

150. 连续输液超过24小时应每日更换输液器；留置针一般可保留**3~5天**，最长**不超过7天**。

151. 溶液不滴的常见原因：**针头滑出静脉外，针头斜面紧贴静脉壁，针头阻塞，压力过低，静脉痉挛**。

152. 发热反应是**最常见**的输液反应，常因输入致热物质所致。反应轻的患者可以减慢输液速度，重者立即停止输液。

153. 急性肺水肿典型表现为咳嗽、**咳粉红色泡沫样痰**；患者取**端坐位，双腿下垂**，给予**高流量**吸氧(6~8L/min)，并用**20%～30%乙醇湿化**。

154. 静脉炎的典型表现为沿静脉走向出现**条索状红线**；局部可用**95%乙醇或50%硫酸镁热湿敷**。

155. 发生空气栓塞时，空气阻塞**肺动脉入口**；患者应立即取**左侧卧位且头低足高位**。

156. 常用血液制品

全血：①**新鲜血**，适用于**血液病**患者；②库存血，适用于各种大出血。

成分血：①浓缩红细胞，适用于血容量正常而需补充红细胞的贫血患者；②**新鲜血浆**，适用于**凝血因子缺乏**的患者；③白细胞浓缩悬液，适用于粒细胞缺乏伴严重感染的患者；④血小板浓缩悬液，适用于血小板减少或功能障碍所致出血的患者。

157. 输血前备血采集血标本须根据医嘱，每次只能为一位患者采集，**严禁同时采集两位患者的血标本**。

158. 输血要求严格查对血液制品的有效期、质量、输血装置是否完好；查对患者床号、姓名、性别、住院号、血袋号、血型、交叉配血试验结果、血制品的种类及剂量。

159. 血制品**勿剧烈振荡，不能加温**，取回后在室温下放置**15～20分钟**后再输入，一般在**4小时内**输完。

160. 输血前、后及输两袋血之间，应输入少量

0.9%氯化钠溶液。血制品中**不能随意加入钙剂、高渗或低渗溶液、酸性或碱性药物**等。

161. 过敏反应多发生在输血后期，**轻者**表现为**皮肤瘙痒、荨麻疹，眼睑、口唇水肿**；**重者**表现为喉头水肿，呼吸困难，甚至发生**过敏性休克**。供血者在献血前4小时内，不宜服用高蛋白、高脂肪的食物。

162. **溶血反应**是输血反应中**最严重**的一种反应。一般输入**10～15ml**血后出现症状，头胀痛、腰背部剧痛，**黄疸、血红蛋白尿**，最后出现**急性肾衰竭**症状，少尿、无尿，甚至死亡。

163. 预防大量输入库存血引起的枸橼酸钠中毒，应每输入库存血**超过1 000ml**时，遵医嘱给予**10%葡萄糖酸钙或氯化钙10ml**静脉注射。

164. 静脉血标本包括全血标本、血清标本、血培养标本，**血培养**标本注入**血培养瓶**，全血标本注入**抗凝剂试管**，**血清标本**注入**干燥试管**。

165. 同时抽取几种血标本，注入容器的顺序为：**血培养瓶、抗凝剂试管、干燥试管**。

166. 尿标本包括常规尿标本、尿培养标本、12小时或24小时尿标本。

167. 留取12小时或24小时尿标本常用的防腐剂：**甲醛**用于**Addis计数**，**浓盐酸**用于**17-羟类固醇、17-酮类固醇检查，甲苯用于尿蛋白、尿糖定量及钾、钠、氯、肌酐、肌酸定量**。

168. 粪便标本包括粪便常规标本、粪便培养标本、寄生虫及虫卵标本、隐血标本。

169. 检查**阿米巴原虫**，采集标本前需将**便盆加温**。

170. **隐血标本**检查**前3天禁食肉类、动物血、**

肝脏、含铁剂药物及绿色蔬菜。

171. 痰标本包括常规痰标本、痰培养标本、24小时痰标本。

172. 痰标本查找癌细胞应立即送检，或用**10%甲醛**或**95%乙醇**固定后送检。

173. 咽拭子标本取**两侧腭弓和咽、扁桃体的分泌物**。

174. 采集真菌培养标本，应在**口腔溃疡面上**采取分泌物。

175. **急性病容**，表现为面色潮红、呼吸急促、兴奋不安、口唇干裂、表情痛苦等，见于**急性热病**的患者；**慢性病容**，表现为面色苍白或灰暗、面容憔悴、精神萎靡、双目无神等，见于**肺结核、恶性肿瘤**等慢性消耗性疾病的患者。

176. 意识障碍根据其轻重程度分为**嗜睡、意识模糊、昏睡、昏迷**。

177. **瞳孔缩小**常见于**有机磷农药、吗啡**、氯丙嗪等药物中毒，**瞳孔扩大**常见于**颅内压增高**、颅脑损伤、颠茄类药物中毒。

178. 对眼睑不能自行闭合的患者，可涂金霉素眼膏或覆盖凡士林纱布；对**谵妄、躁动不安**、**意识丧失**的患者，应合理使用保护具，**防止坠床**等。

179. 缺氧程度的判断　**轻度**：无明显的呼吸困难，**轻度发绀**，神志清楚，PaO_2>6.67kPa，SaO_2>80%；**中度**：有明显的**呼吸困难**，发绀明显，**神志正常或烦躁不安**，PaO_2 4.0～6.67kPa，SaO_2 60%～80%；重度：呼吸困难严重，有明显的**三凹征**，发绀显著，**昏迷或半昏迷**，PaO_2<4.0kPa，SaO_2<60%。

180. 注意用氧安全，做到“四防”，即**防震、防火、防热、防油**。

181. 使用氧时，**应先调节氧流量，再插氧气管**；停用氧时，**应先拔氧气管，再关氧气开关**；中途改变氧流量时，应先**分离氧气管与吸氧管**，调节好氧流量后再接上。

182. 氧浓度**高于 60%**，持续吸氧 **24 小时**，会发生**氧中毒**，表现为恶心、烦躁不安、面色苍白、干咳、胸痛、进行性呼吸困难等。

183. 对**缺氧和二氧化碳潴留**同时并存者，应给予**低流量、低浓度持续吸氧**。

184. 氧浓度和氧流量的换算：**氧浓度（%）= 21+4×氧流量（L/min）**。

185. 吸痰时负压调节为成人 **40～53.3kPa**，小儿 **<40kPa**。

186. 每次吸痰时间 **<15 秒**。一般患者应先吸净口腔咽喉的分泌物后，再吸气管内分泌物；气管切开患者，先吸气管插管内分泌物。

187. 吸痰用物应每天更换 **1～2 次**，吸痰管应每次更换。如患者**痰液黏稠**，可协助患者更换体位，配合**叩击、雾化吸入**等方法。

188. 洗胃的目的：**解毒、减轻胃黏膜水肿**。

189. **口服催吐法**适用于**清醒、能主动配合**的患者。

190. 当**中毒物质不明**时，应先**抽出胃内容物送检**，先选用温开水或 0.9% 氯化钠溶液洗胃，待确定中毒物质后，再选用对抗剂洗胃。

191. **强酸或强碱**等腐蚀性药物中毒者，禁忌洗胃；**肝硬化伴食管 - 胃底静脉曲张**、近期有上消化道出血、胃穿孔的患者，**禁忌洗胃**。

192. 洗胃液每次灌入量以 **300～500ml** 为宜。

193. **幽门梗阻**患者洗胃宜在**饭后 4～6 小时**或

空腹时进行。

194. 常见药物中毒的洗胃溶液：**敌敌畏**、1605、1059、4049（乐果）等用**2%～4%碳酸氢钠**洗胃；氰化物、敌敌畏、**敌百虫、巴比妥类（催眠药）、灭鼠药（磷化锌）**、异烟肼等中毒宜用**1∶15 000～1∶20 000高锰酸钾**洗胃。

195. 敌百虫中毒禁用碱性药物洗胃，因其遇碱性药物可分解出毒性更强的敌敌畏。

196. 人工呼吸器使用时挤压的频率为**10次/min**，每次挤压进入**500～1 000ml气体**。

197. 使用人工呼吸机应判断通气量是否合适

①通气量合适：吸气时能看到胸廓起伏，肺部呼吸音清晰，生命体征较平稳；②**通气量不足**：表现为**皮肤潮红、多汗、烦躁**、血压升高、脉搏加快、表浅静脉充盈或消失；③**通气过度**：表现为**昏迷、抽搐等碱中毒**的症状。

198. 成年男性体液量约占体重的**60%**；女性约占**50%**；男性、女性细胞外液均约占体重的**20%**。

199. 人体缓冲系统以**HCO_3^-/H_2CO_3**最为重要，其比值保持为**20∶1**。

200. **等渗性缺水**是指**水和钠成比例丧失**，出现脱水、缺钠症状，一般可用**等渗盐水或平衡盐溶液**补充血容量。

201. **低渗性缺水失钠多于失水**，腓肠肌痉挛性疼痛较明显，一般补充**5%葡萄糖盐溶液**；重度缺钠患者静脉滴注适量高渗盐水。

202. **高渗性缺水失水多于失钠**，口渴明显，应鼓励患者饮水及经静脉补充**5%葡萄糖溶液**，必要时适量补钠。

203. **水中毒**是指总入水量超过排出量，急性水

225. 特别护理记录单记录的内容：患者的**生命体征**、**意识**、**瞳孔**、出入量、用药情况、病情动态变化、各种治疗和护理措施及其效果等。

226. 病室报告书写，按**出院**、**转出**、**死亡**、新入院、转入、手术、分娩、危重等顺序书写。

227. **感染性发热以**病毒、细菌、支原体等引起的**多见**。

228. **嘶哑性咳嗽**多见于**喉返神经麻痹**等；**犬吠样咳嗽**见于**急性感染性喉炎**；**金属音调咳嗽**见于**支气管肺癌**。幽门梗阻时呕吐物含有**隔夜食物及腐臭味**。

229. 腹腔实质脏器病变多呈**持续性疼痛进行性加剧**，空腔脏器病变呈**阵发性绞痛**。

230. 每日出血量**大于 5ml，可有粪便隐血试验阳性**；每日出血量**在 50～70ml 时，可有黑便**；**胃内积血量超过 250ml 时，可引起呕血**。

231. 血清总胆红素**超过 2.0mg/dl（34.2μmol/L）时**，临床上即可查到黄疸。

232. 肾炎性水肿与**水钠潴留**有关，多从**眼睑颜面**开始。

233. 肾病性水肿因大量蛋白尿导致**血浆胶体渗透压下降**，常见于**肾病综合征**。

234. 昏迷是最严重的意识障碍。**昏睡**患者**能被唤醒**，而**昏迷**患者则**不能被唤醒**。

235. 体重**低于标准体重的 10%** 为消瘦；体重超过**标准体重的 20%** 称为肥胖。

第二章　循环系统疾病患者的护理

1. 心脏有4个腔，即左心房、左心室、右心房、右心室。

2. 左房、室间通过二尖瓣相通；右房、室间通过三尖瓣相通。左心室与主动脉通过主动脉瓣相通；右心室与肺动脉通过肺动脉瓣相通。

3. 心壁由内向外依次为心内膜、肌层和心外膜。

4. 心外膜即心包的脏层，与心包壁层形成心包腔，腔内含少量浆液起润滑作用。

5. 心传导系统由窦房结、结间束、房室结、希氏束、左右束支及浦肯野纤维组成。

6. 窦房结为心脏的正常起搏点，自律性最高。

7. 冠状动脉是营养心脏的血管，发自主动脉。

8. 动脉改变外周血管的阻力，又称阻力血管。静脉又称容量血管。毛细血管是血液与周围组织进行物质交换的场所，又称功能血管。

9. 体循环：左心室→主动脉→各级动脉→毛细血管→静脉→上下腔静脉→右心房。

10. 肺循环：右心室→肺动脉→肺泡周围毛细血管→肺静脉→左心房。

11. 心脏有节律地收缩和舒张，具有泵血功能。

12. 后负荷过重见于射血阻力增加的疾病，左心室后负荷过重见于高血压、主动脉瓣狭窄；右心

室后负荷过重见于**肺动脉高压、肺动脉瓣狭窄**。

13. **前负荷**过重见于心室血液**充盈量增加**的疾病，如**瓣膜关闭不全、房间隔或室间隔缺损、动脉导管未闭、贫血、甲亢**等。

14. **左心衰竭**主要表现为**肺循环淤血**，**最早出现劳力性呼吸困难，最典型的是夜间阵发性呼吸困难**。**交替脉**是左心衰竭最具特征性的体征。

15. **右心衰竭**主要表现为**体循环静脉淤血**，水肿、颈静脉怒张、**肝颈静脉回流征阳性**、肝大和压痛，其中肝颈静脉回流征阳性更具**特征性**。

16. **洋地黄**类药物具有**增强心肌收缩力和减慢心率作用**。常见中毒表现：食欲减退、恶心呕吐；**心律失常**，尤其是**室性期前收缩二联律**最常见；**黄视、绿视**等。

17. **急性左心衰竭**特征性表现为**突发严重呼吸困难，咳大量粉红色泡沫样痰**。两肺布满湿啰音和哮鸣音。

18. **硝普钠**扩张小动脉和小静脉，缓慢静脉滴注，**现用现配，避光滴注**。

19. **心电图**是诊断心律失常**最重要**的一项无创性检查。

20. 正常时窦房结产生冲动的频率为 **60～100 次 /min**，节律规则，称为**窦性心律**。

21. **窦性心动过速**心率为 **100～150 次 /min**，见于发热、甲亢、贫血、心力衰竭、休克等疾病。**窦性心动过缓心率<60 次 /min**，见于**颅内压增高、甲减**、应用**洋地黄类**药物等疾病。

22. 若每一个窦性搏动后出现一个期前收缩，称为**二联律**；每两个窦性搏动后出现一个期前收缩，称为**三联律**；每一个窦性搏动后出现两个期前收缩，称为成对期前收缩。

23. 室性期前收缩　QRS波群提前出现，形态宽大畸形，治疗常选用利多卡因。

24. 心房颤动多见于风湿性心脏瓣膜病，持久性心房颤动易形成左心房附壁血栓，若脱落可引起动脉栓塞。听诊第一心音强弱不等，心律绝对不规则，脉搏短绌。

25. 心房颤动急性期应首选同步直流电复律。持续性房颤患者，应给予有效的抗凝治疗，常用华法林，使用时注意观察出血倾向。

26. 心室颤动时心室完全丧失射血能力，是最危急的心律失常，相当于心脏停搏。

27. 心室颤动常见于急性心肌梗死。室颤一旦发生，立即出现意识丧失、发绀、抽搐（阿-斯综合征），继而心跳呼吸停止，瞳孔散大，甚至死亡。查体心音消失、脉搏触不到、血压测不到。非同步直流电复律是首选的方法。

28. 可随时引起猝死危险的心律失常有：心室颤动、阵发性室性心动过速及三度房室传导阻滞。

29. 根据左右心和大血管间有无分流及临床有无青紫，将先天性心脏病分为左向右分流型（潜伏青紫型）、右向左分流型（青紫型）及无分流型（无青紫型）3类。

30. 左向右分流型（潜伏青紫型）常见房间隔缺损、室间隔缺损及动脉导管未闭；右向左分流型（青紫型）常见法洛四联症。

31. 左向右分流型（潜伏青紫型）最常见的并发症为支气管肺炎；右向左分流型（青紫型）最常见的并发症为脑血栓。

32. 早产儿动脉导管未闭可于生后1周内使用

第三章 消化系统疾病患者的护理

1. 胃入口为**贲门**，出口为**幽门**，与十二指肠连续，壁细胞分泌**盐酸**，胃液呈**酸性**。

2. **小肠**是食物消化和吸收的主要部位，小肠液呈**碱性**。

3. 阑尾起于盲肠根部，体表投影在**脐与右髂前上棘连线中、外1/3交界处**，称麦氏点。

4. 阑尾动脉属**无侧支的终末动脉**，当血运障碍时易致阑尾坏死。

5. 大肠包括**盲肠、阑尾、结肠、直肠和肛管**5部分。结肠和盲肠具有3种特征性结构，即**结肠带、结肠袋和肠脂垂**，可作为区别大小肠的标志。

6. 结肠的主要生理功能是**吸收水分、储存和转运粪便**，合成**维生素K和B族维生素**。

7. 直肠上接乙状结肠，下连肛管，**齿状线**是直肠和肛管的交界线，是黏膜和皮肤的分界标志。

8. 胆道起始于肝内，终末端与胰管汇合，开口于**十二指肠大乳头**，外有Oddi括约肌围绕。

9. 胆汁主要由肝细胞分泌，无消化酶，胆盐主要生理功能是**乳化脂肪**；胆汁中**胆红素**是**血红蛋白**的代谢产物。

10. **胰液**是**最重要**的消化液，含有胰酶、脂肪酶和胰蛋白酶。胰岛B细胞分泌胰岛素。

11. 婴儿胃呈**水平位**，贲门发育不成熟，幽门括约肌发育良好，故易发生溢乳和呕吐。

12. 婴儿肠道相对较长，利于消化吸收但易发生**肠套叠**。

13. 鹅口疮患儿宜用**2% 碳酸氢钠**溶液清洁口腔，以**餐后 1 小时**为宜。

14. 鹅口疮患儿使用过的奶瓶、水瓶应放于**5% 碳酸氢钠**溶液浸泡。

15. 因疼痛影响进食者，可按医嘱在进食前局部涂**2% 利多卡因**。

16. **幽门螺杆菌**感染是慢性胃炎最主要的病因。

17. 自身免疫性胃炎内因子缺乏，可**影响维生素 B_{12} 吸收**而发生**恶性贫血**。

18. 慢性胃炎主要表现为**上腹饱胀不适、无规律性的上腹隐痛**。

19. **胃镜及活组织检查**是慢性胃炎最可靠的**确诊**方法。

20. 急性发作期以温热少渣饮食为主，**少量出血可给予牛奶、米汤中和胃酸，剧烈呕吐、呕血者应禁食**，静脉补充营养。

21. 促胃肠动力药如**多潘立酮或西沙必利**，应在**餐前 1 小时**服用，不宜与阿托品等解痉剂合用。

22. **胃酸缺乏**者可食用**山楂、食醋**等酸性食物以及**浓肉汤、鸡汤**等可刺激胃酸分泌的饮食。

23. **幽门螺杆菌**感染是消化性溃疡的主要病因。

24. 胃溃疡好发于**胃角、胃窦和胃小弯**。

25. 胃溃疡多表现为**餐后 0.5～1 小时**疼痛。

26. 消化性溃疡最常见的并发症是**出血**。

27. 合并穿孔时，X 线检查可见**膈下游离性气体**。

28. **奥美拉唑**是抑制胃酸的首选药。

29. **幽门梗阻**者术前 3 天每晚用 300～500ml **温等渗盐水**洗胃，以减轻胃壁水肿。

30. 抗酸药物应在**饭后 1 小时和睡前服用**。

31. H_2 受体拮抗药**不能与抗酸药同时服用**。

32. 枸橼酸铋钾用**吸管直接吸入**可以防止舌、齿变黑。

33. 溃疡性结肠炎发病与**免疫因素**有关。

34. 溃疡性结肠炎多累及**乙状结肠和直肠**，多发生于青壮年。

35. 腹泻为最主要症状，典型者为**黏液脓血便**。

36. 腹痛一般在**左下腹或下腹部**，有**疼痛—便意—便后缓解**的规律。

37. **结肠镜**检查对溃疡性结肠炎的诊断、确定病变范围有重要价值。

38. 溃疡性结肠炎治疗**首选柳氮磺吡啶**，糖皮质激素适用于暴发型和重型患者。

39. 溃疡性结肠炎患者饮食应摄入少纤维素食物，避免刺激性食物，**忌食牛乳、乳制品**、冷饮和水果等。

40. 轻、重度腹泻的主要区别是有无**脱水、酸碱失衡及电解质紊乱**。

41. 腹泻患者补液原则：**先快后慢、先浓后淡、先盐后糖，见尿补钾、见酸补碱、见惊补钙镁**。

42. 重度脱水伴周围循环衰竭时，应首先输入 **2∶1 等张含钠液** 20ml/kg，总量**不超过 300ml**，在 30～60 分钟内输入，以扩充血容量。

43. 肠黏膜保护剂常用**蒙脱石散（思密达）**，可以吸附病原体及毒素，腹泻早期不可用止泻药。

44. 呕吐严重者可暂**禁食 4～6 小时（不禁水）**；

病毒性肠炎患儿多有双糖酶缺乏，应**暂停乳类喂养**，改为豆制代乳品或发酵乳。

45. **机械性肠梗阻**是最常见的肠梗阻类型。

46. 粘连性肠梗阻与**腹腔手术、创伤和出血**有关。

47. 小肠扭转多见于**饱餐后剧烈运动**。

48. 肠扭转**极易发生绞窄**，需及时**手术治疗**。

49. 肠套叠的首选治疗方法为**空气灌肠**。

50. 肠梗阻的症状为**腹痛、呕吐、腹胀和停止排便排气**。

51. 肠梗阻首选检查是**X线**，可见**气液平面**。

52. 患者**术后早期活动**可促进肠蠕动，**预防肠粘连**。

53. **阑尾腔梗阻**是阑尾炎最主要的病因。

54. 阑尾炎最常见的症状是**转移性右下腹痛**。

55. 急性阑尾炎疼痛始于**上腹部或脐周**。

56. 麦氏点是指**脐与右髂前上棘连线中、外 1/3 交界处**。

57. 急性阑尾炎患者**腹痛范围增大或突然消失**提示阑尾穿孔。

58. 阑尾炎术后患者采取**半坐卧位**的目的是使腹壁松弛，**减少切口张力，且感染局限**。

59. 阑尾炎患者术后**早期下床活动**的目的是**预防肠粘连**。

60. 腹外疝的最主要病因是**腹壁强度降低**。

61. **小肠**是最常见的疝内容物。

62. 绞窄性腹外疝腹部有**明显的腹膜刺激征**。

63. 斜疝嵌顿机会较多。

64. **1岁以内**的婴幼儿发生腹外疝可考虑非手术治疗。

65. 疝修补术前消除腹内压增高因素，可减少术后复发。

66. 疝修补术患者术后 6～12 小时未有恶心、呕吐可进水、流食。

67. 疝修补术患者术后采取平卧位，膝下垫一软枕，从而减轻腹壁张力，缓解疼痛。

68. 采取传统疝修补手术者术后 3～5 日下床活动，而无张力手术者应次日离床活动。

69. 腹外疝患者预防阴囊水肿关键为托起阴囊，促进淋巴回流，避免囊内积液。

70. 疝修补术后 3 个月内避免重体力劳动。

71. 直肠上静脉丛属门静脉系统，且无静脉瓣。

72. 内痔主要表现为无痛性出血和痔块脱出。

73. 指导痔患者用 1∶5 000 高锰酸钾溶液坐浴，温度为 43～46℃，每天 2～3 次。

74. 痔核切除术后 1～2 天应以无渣或少渣流食、半流食为主。

75. 痔核术后不宜过早下床，以免伤口疼痛及出血。

76. 绝大多数肛瘘因直肠肛管周围脓肿破溃或切开引起。

77. 挂线疗法治疗高位单纯性肛瘘，可避免肛门失禁。

78. 直肠肛管周围脓肿多由肛窦炎、肛腺感染引起。

79. 肛门周围脓肿是最常见的直肠肛管周围脓肿。

80. 直肠肛管周围脓肿患者局部表现有波动感时，应及时切开排脓。

81. 直肠肛管疾病与排便不畅有关，嘱患者多饮水、多食粗纤维食物。

82. 肝硬化主要的病理改变是正常肝小叶结构破坏和假小叶形成。

83. 乙型病毒性肝炎是我国肝硬化的最常见病因。

84. 肝硬化代偿期以乏力、食欲减退为主要表现。

85. 肝硬化失代偿期主要为肝功能减退和门静脉高压两类临床表现。

86. 出血倾向和贫血与肝合成凝血因子减少、脾功能亢进等因素有关。

87. 肝脏对激素的灭活能力下降，使雌激素增多出现肝掌、蜘蛛痣。

88. 腹水是肝硬化最突出的临床表现，与门静脉高压密切相关。

89. 脾大伴脾功能亢进，可出现红细胞、白细胞、血小板减少。

90. 侧支循环的建立和开放　食管 - 胃底静脉曲张；痔静脉曲张；腹壁脐周静脉曲张。

91. 上消化道出血是肝硬化最常见的并发症，主要表现是呕血或黑便，易诱发肝性脑病。

92. 肝性脑病为肝硬化最严重的并发症，也是常见的死亡原因。

93. 肝硬化患者出现肝脏进行性增大、持续肝区疼痛或血性腹水时，应考虑原发性肝癌的可能。

94. 肝硬化患者肝穿刺活检可确诊，肝功能检查可出现白 / 球比值降低或倒置、凝血酶原时间延长。

95. 肝硬化患者应避免粗糙、尖锐食物，戒酒；血氨偏高者，限食或禁食蛋白质；腹水者限水

65. **呼吸困难**是呼吸衰竭**最早、最突出**的症状。**发绀**是缺氧的**典型**表现。

66. **动脉血气分析**是诊断呼吸衰竭及分型最有意义的指标。

67. Ⅰ型呼吸衰竭，给予**较高浓度（>35%）**吸氧。

68. Ⅱ型呼吸衰竭，鼻导管**持续（>15h/d）、低浓度（28%～30%）、低流量（1～2L/min）**吸氧，若给氧过程中出现**呼吸过缓、意识障碍加深，需警惕二氧化碳潴留**。

69. 对于烦躁不安、夜间失眠的患者，**禁用麻醉药，慎用镇静药**，防止引起呼吸中枢抑制。

70. ARDS 是以**进行性呼吸困难和难以纠正的低氧血症**为特征的急性呼吸衰竭。

71. 最早出现的症状是**进行性加重的呼吸困难**、发绀，**不能用通常的吸氧疗法改善**。

72. 氧合指数，**$PaO_2/FiO_2 \leq 300mmHg$** 是**诊断**为 ARDS 的必备条件。

73. **迅速纠正缺氧**是抢救 ARDS 的最重要措施。

74. 一般需**高浓度（>50%）**给氧，才能使 PaO_2 >60mmHg，或 SaO_2>90%。应用鼻导管或面罩给氧很难达到效果，需及早**应用机械通气**来纠正缺氧。

第五章　传染病患者的护理

1. 病原体是否致病主要取决于**病原体的毒力**与**机体的免疫力**之间的力量对比。

2. **有病原体**是传染病**最主要特征**，具有诊断意义。

3. 传染病流行的三个基本条件为**传染源、传播途径和易感人群**。

4. 免疫预防包括**人工主动免疫和人工被动免疫**。

5. **患者和隐性感染者**是流感的主要传染源，主要通过**空气飞沫传播**。

6. 流感典型的临床症状：**急起高热、全身疼痛、显著乏力和轻度呼吸道症状**。本病具有**自限性**。

7. **病毒分离**是流感诊断的重要依据。

8. 流感的**抗病毒治疗**应在发病**48小时内**使用。

9. 流感应**隔离患者1周或至主要症状消失**，隔离期间避免外出，如外出须戴口罩。

10. 对疑似和确诊流感患者做好**呼吸道隔离**。

11. 麻疹是由**麻疹病毒**引起的急性出疹性呼吸道传染病。**麻疹患者**是唯一的传染源。

12. 麻疹临床表现为发热、结膜炎、上呼吸道炎、**科氏斑**及全身斑丘疹。

13. 麻疹患儿自出疹**前5日**至出疹**后5日**均

有传染性。如有并发症，传染性可延长至出疹后10日。

14. 水痘是由**水痘-带状疱疹病毒**引起的急性呼吸道传染病。

15. 水痘临床表现为**斑疹、丘疹、疱疹及结痂同时存在**且呈**向心性分布**，痒感重。

16. 水痘患者是唯一的传染源。出疹前1～2日至**疱疹全部结痂**为止均有传染性。

17. 流行性腮腺炎是由腮腺炎病毒引起的急性呼吸道传染病。临床以**腮腺肿大、疼痛**为特征。

18. 腮腺肿大前7天至肿大后2周内具有传染性。

19. 腮腺炎病毒易侵犯**神经系统和腺体**。

20. **甲、戊型肝炎病毒感染**主要为**急性肝炎**。**乙、丙、丁型肝炎病毒感染**可发展为**慢性肝炎、肝硬化和肝癌**。

21. **甲、戊型肝炎病毒**主要经**粪-口途径**传播。**血液途径**传播的有**乙、丙、丁型肝炎病毒**。

22. **母婴传播**为乙型肝炎的重要传播途径。

23. 轻型肝炎与重型肝炎的区别：前者主要是**消化系统**症状，后者还有肝性脑病和精神神经系统表现。

24. 乙型肝炎**HBsAg(+)**见于感染者，**抗-HBs(+)见于产生免疫力的恢复者**。

25. HBsAg(+)产妇的新生儿，应注射**乙肝疫苗+高价乙肝免疫球蛋白**。

26. HBV DNA和DNA聚合酶检测 **阳性表示有HBV复制，传染性强**。

27. **血清丙氨酸转氨酶(ALT)**最常用，是**判定肝细胞损害**的重要指标。

28. 新生儿出生后**24 小时内**立即接种乙肝疫苗。

29. 艾滋病又称**获得性免疫缺陷综合征(AIDS)**。

30. **性接触和血液传播**是艾滋病的**最主要**传播方式。艾滋病病毒主要存在于 HIV 感染者**血液、精液、阴道分泌物、乳汁、唾液、泪液**中。

31. **患者和无症状病毒携带者**是艾滋病的主要传染源。

32. HIV 抗体阳性可确诊。**$CD4^+T$ 淋巴细胞计数下降**，$CD4^+/CD8^+$ 比值<1.0。

33. 艾滋病以**抗病毒治疗**最为关键(HAART，俗称"鸡尾酒"疗法)。

34. 艾滋病期患者应执行**血液/体液隔离和保护性隔离**。

35. 正确使用安全套可以预防艾滋病。

36. 流行性乙型脑炎是由**乙型脑炎病毒**引起，以脑实质炎症为主要病变的**中枢神经系统急性传染病**。

37. 流行性乙型脑炎临床表现为**高热、惊厥、颅内压增高及呼吸衰竭**，中枢性呼吸衰竭常为致死的主要原因。

38. **蚊虫**是流行性乙型脑炎主要的传播媒介。

39. 处理好**高热、惊厥、呼吸衰竭**是抢救流行性乙型脑炎患者的关键。

40. 猩红热是由**A 组乙型溶血性链球菌**引起的急性出疹性呼吸道传染病。

41. 猩红热临床表现为发热、扁桃体炎、全身呈**针尖大小**的皮疹，**疹间无正常皮肤**。

42. 猩红热患者呼吸道隔离至临床症状消失后1周，连续**3 次**咽拭子培养阴性。

43. 猩红热出疹期**不宜用药物或物理方法强行降温**，尤其是乙醇擦浴、冷敷等，以免影响透疹，体温超过40℃时可用小量的退热药，以免发生惊厥。

44. 中毒性细菌性痢疾是细菌性痢疾的危重型，是由**痢疾杆菌**引起的急性肠道传染病。

45. 中毒性细菌性痢疾患者在肠道症状出现前即反复发生**惊厥**，短期内出现**呼吸衰竭**。

46. 便培养时取黏液脓血的粪便多次送检，**分离出痢疾杆菌**是确诊细菌性痢疾的最直接依据。

47. 痢疾患者肠道隔离至临床症状消失后1周，连续**3次肛拭子培养阴性**。

48. 流行性脑脊髓膜炎是由**脑膜炎奈瑟菌**（又称脑膜炎球菌）引起的急性化脓性脑膜炎。

49. 流行性脑脊髓膜炎临床以起病急、突起高热、头痛、呕吐，**皮肤黏膜瘀点**、**瘀斑**及脑膜刺激征为主要表现。

50. 流行性脑脊髓膜炎临床症状轻重悬殊，可分为**普通型、暴发型、轻型和慢性型**四种类型。

51. **痰菌阳性**的肺结核患者是结核病的**主要传染源**。

52. 肺结核传播途径以**呼吸道飞沫**传播为**最常见**。

53. **痰结核分枝杆菌检查阳性**是**确诊**肺结核**最特异**的方法。

54. **胸部X线**检查是**早期**发现肺结核的主要方法。

55. PPD试验对3岁以下婴幼儿的诊断价值大，强阳性者提示有**活动性结核病**。

56. 抗结核药物化疗原则是**早期、规律、全程、适量、联合**。

57. **异烟肼**可导致**周围神经炎，利福平肝损害**最严重。

58. **链霉素**可造成**听神经和肾损害，乙胺丁醇**可引发**球后视神经炎**。儿童禁用。

59. 肺结核**大咯血**患者取**患侧卧位**，可减轻胸痛，有利于健侧通气，防止病灶扩散。

60. **控制传染源**是预防肺结核传染的最主要措施。

61. **脑膜刺激征**是结核性脑膜炎最主要和常见的体征。

第七章　妊娠分娩和产褥期疾病患者的护理

1. **大阴唇**损伤后易形成**血肿**。

2. **阴道后穹隆**较深，与盆腔最低的**直肠子宫陷凹**紧密相邻，临床上可经此**穿刺**或引流，具有重要意义。

3. 子宫体与子宫颈之间形成的最狭窄部分称为**子宫峡部**，非妊娠期长约 1cm，妊娠 12 周起伸展拉长变薄，形成子宫下段，**临产时长 7~10cm**。

4. 子宫体与子宫颈的比例，青春期前为 **1∶2**，生育期为 **2∶1**，绝经后为 **1∶1**。

5. 宫颈外口**柱状上皮**与**鳞状上皮**交界处，是宫颈癌的好发部位。

6. **圆韧带**维持子宫呈**前倾位**，**阔韧带**保持子宫位于**盆腔中央位**，**主韧带**保持子宫**不下垂**，**宫骶韧带**间接保持子宫**前倾位**。

7. **月经初潮**是青春期的标志。

8. **排卵**的时间一般为下次月经来潮前的 **14 天**左右。

9. 月经血呈暗红色，主要特点是**不凝固**。

10. 胎盘的功能为气体交换、供应营养物质、排出胎儿代谢产物、防御功能、合成功能。

11. 正常足月妊娠羊水量为 **800~1 000ml**，早期羊水的主要成分为孕妇血清，中期以后主要是胎儿尿液。

12. 胎儿发育要点：**妊娠 8 周末**，B 超可见早期**心脏形成，有搏动**；**妊娠 16 周末**，部分孕妇**自觉有胎动**；**妊娠 20 周末**，在孕妇腹壁可听到**胎心音**。妊娠 28 周末，出生后易患特发性呼吸窘迫综合征，若加强护理，可存活。

13. 孕晚期子宫多呈不同程度的**右旋**，与盆腔左侧为乙状结肠有关。

14. **妊娠 32 ~ 34 周**血容量达高峰，其中血浆增加多于红细胞增加，出现**生理性贫血**。妊娠期血液处于高凝状态。

15. 孕妇长时间取仰卧位，使静脉回心血量和心输出量均减少，可出现**仰卧位低血压综合征**。

16. 孕妇易患**右侧肾盂肾炎**。

17. **停经**是妊娠最早、最重要的症状。

18. 早孕反应一般于**妊娠 6 周左右**出现，约于妊娠 12 周自行消退。

19. **人绒毛膜促性腺激素（hCG）**是诊断早孕的快速、敏感方法之一。

20. **超声**检查是检查早期妊娠快速、**准确**的方法。

21. 妊娠 18～20 周，孕妇开始自觉胎动，**胎动次数≥10 次 /2h**。

22. 妊娠 18～20 周，用听诊器经孕妇腹壁可听到胎心音，**110 ~ 160 次 /min**。

23. 从末次月经的第 1 天算起，**月份减 3 或加 9，日数加 7**，为预产期（EDC）。

24. 妊娠 24 周前胎心音多在脐下正中听诊，24 周后枕先露听诊部位在脐下左右两侧，臀先露在脐上左右两侧。

25. 自妊娠中期起，孕妇宜采取**左侧卧位休息**。

26. 产力包括**子宫收缩力、腹壁肌及膈肌收缩力和肛提肌收缩力**。

27. 子宫收缩具有三个特点，即**节律性、对称性和极性、缩复作用**。

28. **腹壁肌和膈肌收缩力**（腹压）是**第二产程**时娩出胎儿的主要辅助力量。

29. **肛提肌**的收缩可协助胎先露在骨盆腔内完成**内旋转及仰伸**等动作，并且在第三产程时可协助胎盘娩出。

30. **见红**是临产**先兆**，**规律宫缩**是临产开始的**标志**。

31. 第一产程每0.5～1小时听一次胎心，在**宫缩间歇期**听足1分钟。

32. 第一产程末期宫口近开全时胎膜自然破裂，**破膜后**首要的护理措施是**立即听胎心**。

33. **初产妇**宫口开至**10cm，经产妇**宫口扩张**3～4cm**且宫缩好，可护送产房**准备接生**。

34. **第二产程**的首要护理措施是指导产妇**正确使用腹压**。

35. 第三产程**切忌在胎盘尚未完全剥离之前，用力按揉、下压宫底或牵拉脐带**，以免引起胎盘部分剥离而出血。

36. 第三产程结束后，产妇在**产房内观察2小时**，每15分钟监测血压、脉搏、呼吸一次，注意观察**子宫收缩及阴道流血**情况。

37. 新生儿娩出后首要的护理措施是**清理呼吸道**。

38. **产后1天子宫底平脐**，以后每日下降1～2cm，**产后10天**，子宫**降至骨盆腔内**。

39. **哺乳**产妇因催乳素的分泌**可抑制排卵**，月经复潮延迟，平均于**产后4～6个月**恢复排卵，哺乳妇女在月经恢复前也有受孕的可能，故恢复性生活后需注意**避孕**。

40. **产后72小时内**，妊娠合并心脏病的产妇易发生**心力衰竭**，产褥早期血液仍处于高凝状态，有利于减少产后出血。

41. 产后容易发生**尿潴留**，产后因卧床时间长，肠蠕动减弱，易发生**便秘**。

42. 正常**恶露**有血腥味，但无臭味，持续4～6周。

43. 产后每天冲洗外阴2次，**预防感染**。

44. **产后4小时**排尿，鼓励早期下床活动。

45. **产后6周**检查完毕，生殖器官已复原的情况下，可**恢复性生活**。

46. **乳头皲裂**多因婴儿**含接姿势不良**引起。轻者可先喂健侧，再喂患侧。

47. **乳房肿胀**，应纠正婴儿吸吮乳头的姿势，**频密喂哺**，先哺患侧，再哺健侧。

48. 凡妊娠**不满28周**，胎儿体重**不足1 000g**而终止者，称**流产**。

49. 流产最常见的病因是**胚胎染色体异常**。

50. 流产的主要症状是**停经、腹痛、阴道流血**。

51. **先兆流产**的首要处理原则是保胎，保胎期间禁止一切刺激。

52. **难免流产**和**不全流产**的首要处理原则是**清除宫腔内妊娠物**。

53. **完全流产**无须特殊处理。

54. **稽留流产**在清宫前需先行**凝血功能**检查。

55. **早产**是指妊娠**满28周至不满37足周**之间分娩者。

56. 避免诱发宫缩的活动，有早产潜在因素的孕妇多左侧卧床休息。

57. **宫颈内口松弛**者可于妊娠**12～16周**行宫颈环扎术。

58. **先兆早产**的主要治疗为抑制宫缩，积极控制感染。

59. 给孕妇注射地塞米松**促进胎肺成熟**。

60. 剖宫产适应证：**产道异常、产力异常、胎位异常**以及各种**头盆不称者**；**胎儿宫内窘迫**或巨大胎儿；妊娠并发症、妊娠合并症不宜经阴道分娩者。

61. **子宫下段剖宫产术最常用**，**腹膜外剖宫产术对宫腔有感染者尤为适用**。

62. 术后24小时内应密切观察子宫收缩及阴道流血情况。**每日擦洗外阴2次，术后6周内禁止性生活**。

63. 妊娠**达到或超过42周**尚未分娩者，称过期妊娠。

64. **2小时胎动<10次或胎心监护异常、胎盘功能减退**者，须立即终止妊娠。

65. 妊娠期高血压疾病的基本病理变化为**全身小动脉痉挛**。

66. 每日睡眠不少于10小时，**取左侧卧位休息**。

67. 建议自妊娠**20周**起每日补充**钙剂1g**。

68. 子痫前期首要的治疗原则是**解痉**，首选**硫酸镁**。

69. 硫酸镁应用的注意事项　用药前及用药中检测**膝反射必须存在**、呼吸**不少于16次/min**、尿量24小时**不少于400ml**（或每小时**不少于17ml**）。

70. 硫酸镁中毒首选**10%葡萄糖酸钙**。

71. 子痫前期患者需**单人暗室**，避免声光刺激，医疗护理操作集中进行，限制探视。

72. **子痫发作**首要的护理措施是**保持呼吸道通畅**。

73. 第二产程禁用腹压，预防产后出血**禁用麦角新碱**。

74. **输卵管炎**是发生异位妊娠的主要原因。

75. **腹痛**常为异位妊娠就诊的**主要症状**。

76. **阴道后穹隆饱满、有触痛，宫颈抬举痛明显**是输卵管妊娠的主要体征之一。

77. **阴道后穹隆穿刺术**是诊断异位妊娠输卵管破裂**最简单可靠**的诊断方法。

78. 对失血性休克者，立即**建立静脉通路**，遵医嘱迅速补充血容量，置于平卧位或中凹位，做好手术准备。

79. 异位妊娠患者保守治疗期间要绝对卧床，**避免增加腹压的动作**。

80. 妊娠期高血压疾病常并发**胎盘早剥**。

81. 胎盘早剥的严重并发症是 **DIC**。

82. 重型胎盘早剥的典型体征是**子宫硬如板状**。

83. 胎盘早剥一经确诊必须**立即终止妊娠**。

84. 妊娠晚期或临产时，发生**无诱因、无痛性反复阴道流血**是前置胎盘的主要症状。

85. **B 超**可确定胎盘位置及其类型，是目前最安全、有效的**首选方法**。

86. 前置胎盘的**期待疗法**适用于**阴道出血量不多**，情况良好，妊娠不足 36 周或估计胎儿体重小于 2 300g 并存活者。

87. **剖宫产术**是处理前置胎盘的**主要手段**。

88. 前置胎盘期待疗法期间腹部检查动作要轻柔，有活动性出血者慎行阴道检查，禁行肛门检查。

89. 凡在妊娠任何时期内羊水量超过 2 000ml，称羊水过多。

90. 足月妊娠时羊水量少于 300ml，称羊水过少。

91. 羊水量异常的首选检查方法为 B 型超声。

92. 羊水量异常合并胎儿畸形者应及时终止妊娠。

93. 一次放羊水量不应超过 1 500ml，放羊水后为预防腹压骤降引起的休克、胎盘早剥，腹部应加压。

94. 多胎妊娠孕妇体重增加 16～18kg 为宜。

95. 多胎妊娠最后 3 个月，防止跌倒。取左侧卧位，预防早产。

96. 第一个胎儿娩出，立即断脐，助手扶正并固定第二个胎儿的胎位，避免横产式。

97. 为防止产后出血，第二个胎儿娩出即注射缩宫素，腹部放置沙袋，防止腹压骤降引起休克。

98. 巨大胎儿不宜长时间试产，以剖宫产术为宜。

99. 急性胎儿窘迫主要表现为胎心改变，大于 160 次 /min，或小于 110 次 /min。

100. 慢性胎儿窘迫主要表现为胎动减少或消失。

101. 羊水胎粪污染分为 3 度：Ⅰ度浅绿色；Ⅱ度黄绿色；Ⅲ度羊水混浊呈棕黄色。

102. 急性胎儿窘迫应立即卧床，取左侧卧位，吸氧。

103. 慢性胎儿窘迫：胎动 2 小时少于 10 次，须

立即终止妊娠。

104. **临产前**胎膜自然破裂，称**胎膜早破**。

105. 孕妇**突感**有**较多液体自阴道流出**是胎膜早破的首要临床表现。

106. 胎膜早破若**胎头未衔接**，须立即卧床，**取左侧卧位，抬高臀部，预防脐带脱垂**。

107. **破膜 12 小时**预防性应用**抗生素**。

108. 胎膜早破卧床患者每天擦洗外阴 **2 次**。

109. **妊娠 32～34 周、分娩期和产后 3 天内**，是患心脏病的孕产妇最危险的时期。

110. 心功能**Ⅰ～Ⅱ级，可妊娠、经阴道分娩和哺乳**。心功能**Ⅲ～Ⅳ级**若已妊娠，应劝导**早期终止**，择期**行剖宫产术，不宜哺乳**。

111. 患心脏病的产妇，第三产程**胎儿娩出后腹部加压沙袋**、肌内注射缩宫素预防产后出血，**禁用麦角新碱**。

112. 患心脏病的妇女生产后，对于**不再适宜妊娠者产后 1 周行绝育术**。

113. **妊娠合并糖尿病**者分娩期及产后易出现低血糖，**新生儿易低血糖**。

114. 妊娠合并糖尿病，饮食控制血糖不佳者，改用胰岛素药物治疗，**不宜口服降血糖药**，因口服制剂有较高的致畸作用。

115. 妊娠合并糖尿病者产后胰岛素减至原剂量的 **1/3~1/2**，并根据产后空腹血糖调节胰岛素用量。

116. 糖尿病患者诞下的新生儿，无论体重大小均按**早产儿**护理，娩出 30 分钟后，定时**滴服 25% 葡萄糖溶液**以预防低血糖。

117. 妊娠合并贫血，若**血红蛋白<60g/L**，且接近预产期或近期需剖宫产术者，可**少量多次输血**。

149. 如应用缩宫素出现先兆子宫破裂症状，立即停用。

150. 治疗产褥感染首选广谱、高效**抗生素**。

151. 产褥感染患者**取半坐卧位或抬高床头**，促进恶露引流，炎症局限。

152. **胎盘、胎膜残留**是晚期产后出血最常见的原因，常发生于**产后10天**左右。

153. 胎盘、胎膜残留表现为**血性恶露持续时间延长**，检查发现子宫复旧不良，宫口松弛。

154. **子宫胎盘附着面感染或复旧不全**多发生在**产后2周**左右。

155. **剖宫产术后子宫切口裂开**多发生在**术后2～3周**。

第八章　新生儿和新生儿疾病的护理

1. 正常足月新生儿是指胎龄**≥37 周并<42 周**，出生体重**≥2 500g 并≤4 000g**，无畸形和疾病的活产婴儿。

2. 将胎龄已足月且体重在 **2 500g 以下**的新生儿称为**足月小样儿**。

3. 出生时已具有原始的神经反射，如**觅食反射、吸吮反射、握持反射、拥抱反射和交叉伸腿反射**。正常情况下上述反射在生后数月自然消失。

4. 新生儿特殊生理状态　**生理性体重下降、生理性黄疸、乳腺肿大、假月经**、“上皮珠”和“马牙”及粟粒疹。

5. 正常新生儿要做到**早吸吮**，早开奶，鼓励**按需哺乳**。

6. 正常新生儿沐浴后，用无菌棉签蘸干脐窝水分及分泌物。

7. 早产儿是指胎龄**≥28 周并<37 周**，出生体重**<2 500g**，身长**<47cm** 的活产婴儿。

8. 一般体重**小于 2 000g** 的新生儿，应放于暖箱中保暖。

9. 新生儿有缺氧症状者给予氧气吸入，维持动脉血氧分压 **50～80mmHg** 或经皮血氧饱和度 **88%～93%**。一旦缺氧症状得到改善应立即停用，防止发生视网膜病变导致失明。

10. 足月儿生后 1 天、早产儿生后 3 天肌内注射**维生素 K_1**，预防出血。

11. 新生儿窒息是指胎儿娩出后 1 分钟，**仅有心跳而无呼吸**或未建立规律呼吸的**缺氧**状态。

12. 新生儿窒息严重者可导致缺氧缺血性脑病、颅内出血等并发症。

13. 可用 Apgar 评分标准评估新生儿窒息的程度，分为**轻度和重度窒息**。

14. 新生儿如果发生了窒息，及时按**"ABCDE"**步骤进行复苏。

15. 新生儿缺氧缺血性脑病是指由于各种围生期因素引起的缺氧和脑血流减少，或暂停而导致的胎儿和新生儿的脑损伤，是**窒息的严重并发症**。

16. 小儿脑病检查**首选 B 超**，成人首选 CT。

17. 控制惊厥，新生儿首选**苯巴比妥**，小儿及成人首选**地西泮**。

18. 目前亚低温治疗新生儿缺氧缺血性脑病，仅适用于足月儿，对早产儿不宜采用。

19. 新生儿颅内出血是新生儿期最严重的脑损伤，主要是因**缺氧或产伤**引起。

20. 新生儿颅内出血临床表现与出血部位和出血量有关。主要表现为神经系统**兴奋和抑制**症状相继出现。

21. 新生儿颅内出血急性期脑脊液可**呈均匀血性和有皱缩的红细胞**，可确诊。

22. 新生儿黄疸是新生儿时期**胆红素**在体内积聚过多而引起的皮肤、巩膜、黏膜等出现**黄染**的现象。

23. 黄疸分为生理性（**出现晚，程度轻，持续时间短**）和病理性（**出现早，程度重，持续时间长**）。

24. 血清胆红素浓度**>342μmol/L**（20mg/dl）可

导致**胆红素脑病**(核黄疸)。

25. 新生儿黄疸主要是蓝光治疗，适当输入血浆和白蛋白，必要时行换血疗法。

26. 新生儿黄疸光照疗法，患儿裸体入箱，**保护眼睛及会阴部**，当肛温>37.8℃或<35℃时需停止光疗。

27. 新生儿寒冷损伤综合征简称新生儿冷伤，又称新生儿硬肿症，是指新生儿期由多种原因引起的皮肤和皮下脂肪变硬和水肿的一组疾病。**早产儿**发病率高。

28. 皮下脂肪硬肿发生的顺序为：**小腿→大腿外侧→整个下肢→臀部→面颊→上肢→全身**。

29. 复温是治疗护理新生儿寒冷损伤综合征的关键措施，原则是**循序渐进、逐步复温**。

30. 新生儿脐炎是指细菌从脐残端入侵并繁殖所引起的急性炎症。细菌常见**金黄色葡萄球菌**。

31. 新生儿脐炎最常见的并发症是**败血症**。

32. 从脐的根部**由内向外**环形消毒，轻者局部用 2% 碘伏及 75% 乙醇清洗，如形成肉芽肿可用 10% 硝酸银涂擦局部。

33. 新生儿全血血糖**<2.2mmol/L**(40mg/dl)可诊断为新生儿低血糖。

34. 无症状低血糖者，可**口服葡萄糖**，若无效可静脉输注。有症状者，应**静脉注射葡萄糖**。血糖稳定后逐渐停用。

35. 新生儿低钙血症是新生儿惊厥的常见原因之一，主要与暂时的**生理性甲状旁腺功能低下**有关。

36. 患儿发生惊厥，应遵医嘱静脉缓慢注射或滴注稀释的 10% 葡萄糖酸钙。**心率<80 次 /min**，应暂停注射。

第九章　泌尿生殖系统疾病患者的护理

1. 肾单位由**肾小体和肾小管**组成，是肾脏的基本结构和功能单位。

2. 肾小球主要是**滤过功能**；肾小管主要有**重吸收、浓缩和稀释功能**。

3. 肾小球旁细胞能分泌**肾素**，肾素可间接使**血压升高**，**血管紧张素转化酶抑制剂可阻断**，起**降压**的作用。

4. 1，25-（OH）$_2$ 维生素 D_3 调节钙磷代谢；**促红细胞生成素**使红细胞数目增多和血红蛋白合成增多。

5. **膀胱三角**是肿瘤的好发部位。

6. 男性尿道平均长 **18cm**，有 **3 处**狭窄即尿道内口、尿道膜部和尿道外口，是结石最易滞留处。

7. 女性尿道**短而直**，长 3～5cm，易于引起逆行性尿路感染。

8. 尿量 **100～400ml/d** 为少尿、无尿**<100ml/d**、多尿**>2 500ml/d**。

9. 急性肾炎的病因主要为 **A 组乙型溶血性链球菌**感染后所诱发的免疫反应。

10. 慢性肾炎的起始因素多为**免疫介导性炎症**。

11. 几乎所有急性肾炎患者均有**血尿**，急性肾炎抗链球菌溶血素“O”滴度多增高，血清总补体及

C3 在急性期下降。

12. 慢性肾炎**必有**的临床表现是**蛋白尿**，尿蛋白定量常在 **1～3g/d**。

13. **内生肌酐清除率下降**，可早期提示肾功能损害。

14. 小儿急性肾炎起病 2～3 周内应卧床休息，症状消失可下床轻微活动，**Addis 计数正常后**方可恢复正常活动。

15. 预防链球菌感染是预防急性肾炎的关键，控制感染多选用**青霉素**。

16. 水肿患者**限水、限盐**，肾功能损害患者给予**优质低蛋白质、低磷、高糖饮食**。

17. **容量依赖型高血压**首选**利尿药**，**肾素依赖型高血压**首选**血管紧张素转化酶抑制剂**。

18. 肾功能损害患者避免应用对肾脏有损害的药物，如**磺胺类和氨基糖苷类**（链霉素、庆大霉素、卡那霉素）等，女性患者不宜妊娠。

19. 原发性肾病综合征目前认为是**免疫介导性炎症**。

20. 肾病综合征的临床表现：**大量蛋白尿（>3.5g/d）**、**低蛋白血症**（血浆清蛋白<30g/L）、**高度水肿及高脂血症**。其中**大量蛋白尿**是肾病综合征的起病**根源**。

21. 肾病综合征**最常见**症状是**水肿**，低蛋白血症造成**血浆胶体渗透压下降**是水肿的主因。

22. **感染**是肾病综合征最常见的并发症。

23. 肾病综合征患者由于血液呈高凝状态及高脂血症，容易引起肾静脉和下肢静脉**血栓及栓塞**。

24. 肾病综合征的饮食护理是**摄入优质正常量蛋白[0.8~1.0g/(kg·d)]，保证足够热量**。

25. 肾病综合征高度水肿患者，钠的摄入量**<3g/d**。水的摄入量等于前一天尿量加500ml。

26. **糖皮质激素**是治疗原发性肾病综合征的首选药物。

27. **环磷酰胺**是治疗肾病综合征最常用的细胞毒药物，副作用主要有骨髓抑制、中毒性肝炎、出血性膀胱炎。

28. **血管紧张素转化酶抑制剂**可**减轻蛋白尿**，延缓肾功能损害。

29. 慢性肾衰竭最常见的病因是**慢性肾小球肾炎**，**感染**是最常见的诱因。

30. **消化系统表现**为**最常见和最早期**的症状。

31. 高血压为心血管系统最常见表现；**心力衰竭**是常见死亡原因。

32. **贫血**是尿毒症**必有**的症状，主要原因是肾脏分泌**促红细胞生成素减少**。

33. 肾性骨病是由于缺乏**活性维生素D_3**引起。

34. **少尿、无尿时**钾的排出减少，易发生**高钾血症**。

35. 给予**优质低蛋白、低磷、高钙**、高维生素、高热量饮食。

36. **纠正酸中毒过程中同时补钙**，可防止低钙引起的手足抽搐。

37. 皮肤瘙痒是由**尿素霜刺激皮肤**引起，忌搔抓皮肤，忌用肥皂和乙醇擦身。

38. **内生肌酐清除率**是肾衰竭的**早期**敏感指标。**蜡样管型**对**肾衰竭**诊断有意义。

39. 尿毒症是慢性肾衰竭的晚期，内生肌酐清除率**<10ml/min**，血肌酐**>707μmol/L**，需**透析**维持生命。

40. 急性肾衰竭的主要表现为氮质废物**血肌酐（Cr）**和**尿素氮（BUN）**升高。

41. **高钾血症**为少尿期的首位死因。

42. 少尿期一般每日进水量为**前一天液体总排出量加 500ml**。

43. 少尿期不宜摄入**蛋白质**；一旦氮质血症缓解，可逐渐增加**高生物效价优质蛋白质**；接受透析者可适当增加。

44. 肾衰竭患者禁止食用含钾多的食物；**忌用含钾药物，不输库存血**。

45. 对于肾衰竭患者，氯霉素、青霉素、林可霉素等无毒性作用，按常规剂量使用；**氨基糖苷类**、多黏菌素 E 必须减量；四环素类、**新霉素**、**磺胺类**、甲氧苄啶禁忌使用。

46. 肾、输尿管结石最突出的症状是**疼痛**，表现为突发性腰部隐痛或肾绞痛，**活动或肾绞痛后**出现肉眼或镜下**血尿**，以镜下血尿常见。

47. **膀胱结石**的典型症状为**排尿突然中断，改变体位尿可继续排出**。**膀胱镜检查**是判断有无膀胱结石最可靠的方法。

48. 尿道结石的典型症状为**急性尿潴留伴会阴部剧痛**。

49. 非手术治疗适用于结石**小于 0.6cm**，光滑、无尿路梗阻或感染者。体外冲击波碎石（ESWL）最适宜**小于 2.0cm** 的结石。

50. 尿道结石患者应大量饮水，每日饮水量应在 **2 500～3 000ml**。

51. 尿道结石诊断明确者可遵医嘱注射**哌替啶、阿托品**等缓解肾绞痛。

52. 碎石后鼓励患者**多饮水**，以利结石排出；肾结石碎石后取患侧卧位 48～72 小时。

53. 碎石术前 1 小时拍摄腹部平片，进行结石定位，拍摄后应保持定位时的体位。

54. 血尿是肾损伤的常见症状，其次还有疼痛、腰腹部肿块等。

55. 血尿是诊断肾损伤的重要依据。

56. 肾损伤在诊断明确的情况下，可遵医嘱使用镇静镇痛药。

57. 肾切除术后需卧床休息 2～3 日，肾修补或肾部分切除术后需卧床休息 2～4 周，以防止术后出血。

58. 膀胱损伤可出现休克、腹痛、尿瘘、血尿和排尿困难。

59. 膀胱造影是诊断膀胱破裂的主要手段，其次有导尿及膀胱注水试验。

60. 会阴部骑跨可引起尿道球部损伤，是最多见的尿道损伤。

61. 尿道损伤的主要表现为尿道出血、排尿困难和尿潴留。

62. 尿路感染可分为上尿路感染（肾盂肾炎）和下尿路感染（膀胱炎）。

63. 尿路感染最常见的病原体是大肠埃希菌。

64. 尿路感染中，上行感染最常见。

65. 尿路流通不畅、女性、机体免疫力降低为尿路感染的易感因素。

66. 膀胱刺激征的主要表现为尿频、尿急、尿痛。

67. 急性肾盂肾炎的主要表现有全身症状、尿路刺激征和肾区叩击痛。

68. 尿常规可见白细胞管型，对肾盂肾炎有确诊价值。

69. 尿培养和菌落计数**>10^5CFU/ml** 为阳性。

70. 肾盂肾炎患者应多饮水，饮水量**>2 500ml/d**，每 **2 小时**排尿一次，以冲洗细菌和炎症物质。

71. 肾盂肾炎治疗首选对**革兰氏阴性杆菌**有效的药物，如**喹诺酮类**。一般疗程为 **10～14 天**。

72. 清洁中段尿培养标本的采集，宜在用**抗生素前或停药 5 天后**收集标本。

73. **尿频**是前列腺增生**最早**出现的症状，**进行性排尿困难**是**最典型**症状。

74. 经尿道前列腺电切术（TURP）术前戒烟、忌酒，**多饮水、禁憋尿**。

75. TURP 术后使用三腔气囊导尿管**压迫止血**。**生理盐水持续膀胱冲洗** 1～3 日，**以防血块堵塞**尿管。

76. TURP 冲洗速度：**色深则快、色浅则慢**，若引流不畅可挤捏尿管、加快冲洗速度及高压冲洗，如无效可用注射器反复抽吸冲洗。

77. TURP 术中可因大量冲洗液被吸收使血容量急剧增加，形成**稀释性低钠血症**。

78. 外阴炎的病因包括**阴道炎、外阴不洁**、内衣过紧**透气不佳**。

79. 外阴炎主要症状为**外阴瘙痒**、疼痛、烧灼感。

80. 外阴炎使用 **1∶5 000** 高锰酸钾溶液坐浴。

81. 月经期**禁止坐浴**。

82. **滴虫阴道炎**首要的传播方式为**性交传播**，典型白带是**稀薄泡沫样**，首选**甲硝唑**治疗，宜用**酸性**灌洗液，需夫妻共治，月经干净后复查白带。

83. **外阴阴道假丝酵母菌病**，妊娠及糖尿病患者高发，典型白带是**凝乳、豆渣样**，首选抗真菌药，宜用碱性灌洗液，月经来潮前复查白带。

84. 细菌性阴道病，典型白带为均匀一致稀薄样，首选甲硝唑治疗，宜用酸性灌洗液。

85. 萎缩性阴道炎的发病与雌激素过低有关，典型白带为稀薄黄色脓性或血性，首选诺氟沙星治疗，宜用酸性灌洗液。

86. 婴幼儿外阴阴道炎常见于5岁以下幼女，用药需用滴管滴入阴道。

87. 甲硝唑可通过胎盘，故孕20周前禁用，亦可从乳汁排泄，故服药期间及服药后12~24小时内不宜哺乳。用药期间及用药后24小时禁酒。

88. 取阴道分泌物之前24~48小时禁止性交。

89. 慢性宫颈炎的主要临床表现为白带增多。

90. 宫颈炎的物理治疗需在月经干净3~7日进行，治疗后禁止性交及盆浴2个月。

91. 盆腔炎性疾病后遗症的主要体征为子宫后位、活动受限，常见并发症为异位妊娠、不孕症。

92. 盆腔炎性疾病治疗期间取半坐卧位。

93. 无排卵性功能失调性子宫出血常见于青春期或绝经过渡期女性，典型症状为月经周期紊乱、经期长短不一、经量多少不定。

94. 黄体功能不足引起的功能失调性子宫出血的典型症状为月经周期缩短，月经频发。

95. 子宫内膜不规则脱落（黄体萎缩不全）典型症状为月经周期正常但经期延长。

96. 基础体温测定是测定有无排卵的简易方法。

97. 青春期患者以止血、调整月经周期、促使排卵为原则。绝经过渡期患者以止血、调整月经周期、减少经血量、防止子宫内膜病变为原则。

98. 原发性痛经多见于青春期，常发生在月经初潮后1～2年。

99. 原发性痛经主要表现为月经期阵发性、痉挛性下腹疼痛，最早出现疼痛为经前12小时，第一天来潮最剧烈，2～3天后缓解。

100. 痛经患者**妇科检查无器质性病变**。

101. 发生围绝经期综合征的主要病因是**卵巢功能衰退，致雌激素水平下降**。

102. 围绝经期异常阴道出血的妇女，应取**子宫内膜活检**以排除恶性病变。

103. 围绝经期妇女如有不明原因的子宫出血、肝胆疾病、血栓性静脉炎等**不适用激素**替代治疗。

104. 子宫内膜异位症的主要表现是**继发性痛经且呈进行性加重**。

105. 腹腔镜检查是确诊子宫内膜异位症最佳方法；手术治疗**腹腔镜为首选**。

106. **分娩损伤**是子宫脱垂**最主要**的病因，产褥期过早体力劳动、腹压长期过高（长期便秘、慢性咳嗽）。

107. 子宫脱垂的主要症状为患者自觉有**肿物自阴道中脱出**。

108. **子宫托**需每日**晨放入，睡觉前取出**，消毒备用。

109. 子宫脱垂手术治疗后采取**平卧位**促进切口愈合。

110. **乳汁淤积**是急性乳腺炎最常见的发病原因，常见致病菌为**金黄色葡萄球菌**。

111. 急性乳腺炎患侧局部**疼痛、红肿、发热**。

112. 急性乳腺炎辅助检查中，**血白细胞计数及中性粒细胞比例升高**。

113. 急性乳腺炎诊断性**穿刺抽到脓液**表明脓肿已形成，脓液应做**细菌培养和药物敏感试验**。

114. 急性乳腺炎患者**脓肿未形成前**以**抗生素**药物治疗为主，可选用青霉素和头孢菌素等治疗。若过敏，则应用红霉素。四环素、氨基糖苷类、磺胺药和甲硝唑等可被分泌至乳汁，因此应避免使用。

115. 急性乳腺炎患者**脓肿形成**后应及时**切开引流**。

116. 急性乳腺炎患者，患乳停止哺乳，并排空乳汁。局部热敷或理疗促进早期炎症消散；水肿明显者可用**25%硫酸镁溶液热湿敷**。

117. 急性乳腺炎脓肿切开，切口呈**放射状至乳晕处**；乳晕部脓肿可沿**乳晕边缘弧形切开**。

第十章　精神障碍患者的护理

1. **强迫观念、强迫动作、木僵、幻觉、妄想**等常见精神症状的识别。

2. 幻觉是临床常见的精神病性症状之一，常与妄想并存。最常见的幻觉是**幻听**，以言语性幻听多见，其中**评论性幻听、议论性幻听和命令性幻听**为诊断精神分裂症的重要症状。

3. **意识清晰**时的幻视常见于**精神分裂症**，**意识障碍**时的幻视常带有恐怖色彩，多见于器质性精神障碍的**谵妄状态**。

4. 情感高涨、思维奔逸、意志活动增强多见于**躁狂症**，简称“三高”。

5. 情感低落、思维迟缓、意志活动减退多见于**抑郁症**，简称“三低”。

6. 情感淡漠、思维贫乏、意志缺乏常见于**精神分裂症**。

7. **焦虑**是在**缺乏相应客观因素或充分根据**的情况下，患者表现为紧张不安，顾虑重重，似有大祸临头，常伴有自主神经功能紊乱。

8. 情感暴发常见于**癔症**。

9. 木僵状态时，患者**意识清晰**，可见于严重抑郁症、应激相关障碍及脑器质性精神障碍。严重的木僵常见于精神分裂症紧张型，此时可表现出**“蜡样屈曲”“空气枕头”**。

10. 临床上常将有无自知力及自知力恢复的程度作为判定病情轻重和疾病好转程度的重要指标。**自知力缺乏是精神病特有的表现**。自知力完整是精神病病情痊愈的重要指标之一。

11. 精神分裂症发病最可能的素质因素是**遗传因素**。

12. 对精神分裂症诊断有重要价值的症状是：幻听（命令性、评论性、争论性、思维鸣响或化声）、**妄想**（原发性、物理影响妄想）、**被动体验**（思维中断、强制性思维、内心被揭露感）、康金斯基综合征、**思维联想障碍**（思维破裂、象征性思维等）等。

13. 精神分裂症患者受幻觉妄想的支配常做出不合常理的举动，如**拒食、伤人、自伤、自杀**等。

14. 精神分裂症患者的情感和行为与外界环境**不相协调**。较为常见的情感障碍是情感平淡或淡漠。较为常见的行为障碍有紧张综合征、蜡样屈曲、“空气枕头”、暴力行为等。

15. 归纳精神分裂症的临床表现，可以概括为**“懒”“乱”“疑”“僵”**。

16. 精神分裂症治疗的首选药为**抗精神病药**，常用的经典抗精神病药物有氯丙嗪、奋乃静、氟哌啶醇、舒必利等，常用的非典型抗精神病药物有氯氮平、利培酮、奥氮平等。用药要遵循早期、足量（**最低有效剂量起始**）、足疗程、单一、个体化的原则，**首次发病者需药物维持1～2年**，2次以上发作者需维持至少5年。

17. **改良电休克治疗（MECT）**对极度兴奋躁动、冲动伤人、自伤、自杀、违拗、拒食、紧张性木僵、药物治疗无效或对药物治疗不能耐受的患者疗效显著。

18. 精神分裂症患者护理时要重点评估患者有无自杀和暴力行为倾向，加强安全护理。与患者沟通时要耐心、真诚、镇定、因势利导，接纳患者主观感受并呈现事实，在急性期不宜与患者进行争论。

19. 抑郁症是以显著而持久的**心境低落**为主要特征的精神障碍，伴有与其低落的心境相一致的思维和行为等方面的异常。

20. 抑郁症的核心症状（诊断的关键症状）是**情绪低落、兴趣缺乏、乐趣丧失**。

21. 抑郁症情绪低落呈“**晨重夜轻**”的特点，有**自杀**风险，可继发**自罪妄想**、疑病妄想等。

22. 抑郁症患者整个精神活动减退，重者出现**抑郁性木僵**。

23. **早醒**是抑郁症患者特征性的睡眠障碍。

24. 抑郁症药物治疗首选**选择性5-羟色胺再摄取抑制剂**（SSRIs），如**氟西汀**等。此类药物起效较慢，一般用药后的**2～4周**起效。其他新型抗抑郁药物有文拉法辛、米氮平等。通常足量用药治疗6～8周仍无效时可考虑换药。

25. 抑郁症患者多已形成负性的认知习惯，患病后大多自知力完整。心理治疗时，**认知治疗**效果最好。

26. 对有明显自罪自责、强烈自杀企图和行为的抑郁症患者常首选**改良电休克治疗**（MECT），也可以与药物联合应用。

27. 抑郁症治疗的总原则：高度的安全意识，**严防自杀**；充分的药物治疗剂量和疗程；积极的社会心理干预。

28. 抑郁症患者最重要的护理问题是有**自杀的危险**。此种风险存在于整个病程，首次发作后的5

年间自杀率最高。

29. 抑郁症患者的护理原则 **保护患者**，防止自我伤害行为；满足患者营养、睡眠、卫生等生理需要；指导患者**正确认识应激**；鼓励患者参与活动，改善其社会功能；充分调动其支持系统。

30. 有明显自杀倾向的抑郁症患者要**专人监护**，早期识别自杀先兆，**防范自杀**。要尊重患者，不要给患者被监视、被限制的感觉。

31. 与抑郁症患者沟通时，切忌批评指责，应以鼓励表达、**耐心倾听**为主，帮助患者改变负性认知习惯，形成正向认识。对患者取得的进步要**及时肯定**和鼓励，强化其遵医行为。

32. 焦虑症是神经症的一种临床亚型，**心理、社会因素**是发病的主要因素，患者病前常有一定的心理素质和人格基础。患者主诉除情绪症状外，常有睡眠障碍和自主神经功能紊乱的症状，但并**无器质性病变证据**。无精神病性症状，**有自知力**，有主动求治要求。社会功能相对完好。

33. 焦虑症的主要症状是**焦虑**，是一种**莫名的或期待性的**焦虑。患者明知没有必要，但却无法控制。

34. 焦虑症患者常有**广泛性焦虑和惊恐发作**两种表现形式。

35. 广泛性焦虑在临床上多见，多呈慢性持续性发作。惊恐发作常为急性发作，病程短，但自主神经功能兴奋症状尤为强烈，常伴有**濒死感和窒息感**。

36. 焦虑症常伴随有抑郁情绪，患者极度焦虑时会产生**自杀企图**。

37. **心理治疗**是焦虑症主要治疗方法。

38. 焦虑症药物治疗首选**苯二氮䓬类抗焦虑药，如地西泮**、阿普唑仑等。此类药物有致**依赖作用**，连续使用一般**不超过4周**。此外，非苯二氮䓬类抗焦虑药如丁螺环酮，新型抗抑郁药如SSRIs，也可用于焦虑症的治疗。

39. 护士要帮助焦虑症患者认识和纠正性格缺陷，学会和掌握正确的应对方式，同时**防范**患者消极**自杀**情况的出现。

40. 强迫症的患者反复出现**同样的观念或动作**，虽然**明知无必要**，意图控制，但总以失败告终，深感困扰。焦虑和抑郁是患者常出现的情绪症状。

41. 有些强迫症患者病前为**强迫型人格**，其特点是过分地**追求完美**，过分循规蹈矩，拘泥于形式、章程及次序，采取行动时总是犹豫不决，**优柔寡断**。

42. 强迫症常见的临床表现是**强迫思想、强迫意向、强迫行为**。

43. 强迫症的治疗以**行为疗法**为主，药物治疗时首选**氯米帕明**（氯丙米嗪）。

44. 强迫症护理时，要做好对症的**基础护理**，鼓励患者，增强患者战胜疾病的信心，帮助患者认识和纠正性格缺陷，学会和掌握**正确的应对方式**，还要**防范**患者因极度焦虑、抑郁而产生消极自**杀**。

45. 癔症发病的诱因以**心理因素**为主，如性格缺陷、易接受**暗示与自我暗示**、迷信观念、某些生活事件等，故治疗时也以心理治疗为主，尤其是**暗示疗法**。主要有**分离症状**（即精神症状）和**转换症状**（即躯体症状）两大类，临床表现常具有夸张、做作、表演性、暗示性等特点。无器质性病变。

46. 分离症状主要有**意识障碍（意识范围缩小）**、情感暴发、分离性遗忘、**分离性假性痴呆**、分离性精神病等，常在精神诱因后出现，意识恢复后，常有部分或全部遗忘。

47. 转换症状主要有**感觉障碍、运动障碍**，常在精神诱因后出现，多种检查不能发现器质性病变，无神经系统体征，不符合神经解剖分布，症状容易受暗示影响。

48. 癔症治疗和护理的主要原则是建立良好的沟通关系，在**及早充分治疗**的同时**避免环境中的不良暗示**，以消除实际症状为主。

49. 个性、情绪、负性应激事件、精神症状、环境改变等**心理、社会因素**是精神科睡眠障碍的主要诱因。

50. 非器质性睡眠障碍可以分为失眠症、嗜睡症、睡眠-觉醒节律障碍、睡行症（夜游症）、睡惊症（夜惊症）、梦魇和其他非器质性睡眠障碍。

51. 失眠症作为独立的诊断概念仅针对由**心理、社会因素**诱发的原发性失眠。

52. 发作性睡病病因和发病机制尚不明确，目前研究认为发作性睡病是一种具有**遗传易感性**、受到环境因素影响或触发的疾病。

53. 睡行症多在入睡后**1～2小时**出现，患者突然起床，刻板地执行某些简单的、无目的性的动作，可持续数分钟至十分钟左右，而后上床安静入睡。

54. 失眠症的治疗首选**苯二氮䓬类药物**，连续使用一般**不超过4周**。嗜睡症的治疗可选用哌甲酯。

55. 失眠症主要通过**心理治疗**来重建睡眠节律。

56. **睡眠护理措施**主要包括创造良好的睡眠环境，宣传讲解有助于睡眠的注意事项，合理安排作息，加强睡眠过程中的巡视与安全护理，做好心理护理。

57. 阿尔茨海默病是一种原发性脑退行性变，其典型病理表现是**大脑皮质弥漫性萎缩**、神经原纤维缠结、淀粉样斑等。属于**器质性**精神障碍，**头部CT**显示脑萎缩。

58. 阿尔茨海默病主要临床表现为**痴呆综合征**，即记忆、智能和人格受损，但并非人格障碍，通常意识清晰。

59. 阿尔茨海默病早期最突出的症状是**记忆障碍**，由**近事遗忘**发展到远事遗忘，进而又出现其他症状。

60. **全面的智力减退**是阿尔茨海默病的主要症状。

61. 阿尔茨海默病治疗与护理的着眼点在于**延缓认知衰退**，尽可能改善患者的生活质量，**减少并发症**，延长生存期。

62. 阿尔茨海默病治疗首选**胆碱酯酶抑制剂**，如多奈哌齐（安理申）、卡巴拉汀（艾斯能）、石杉碱甲（哈伯因）等。

63. 阿尔茨海默病患者是老年人，因此从**基础护理**、**安全护理**、心理护理等方面要充分考虑到老年人的需要。

64. 阿尔茨海默病患者会出现行为的异常，因此要防范患者出现**走失**、**受伤**、**暴力**行为等情况。心理护理时，要**不断强化患者的记忆力和定向力**，减缓认知功能的衰退，使患者尽可能保持生活自理及人际交往能力。

第十一章 损伤、中毒患者的护理

1. X线检查可了解骨折，胸、腹腔积血积液和积气情况；超声检查可发现胸、腹腔积液和腹腔实质脏器损伤情况；CT可诊断颅脑损伤和腹腔实质器官损伤。

2. 伤后6~8小时内是清创缝合的最佳时机。

3. 伤口换药顺序：先清洁伤口，再污染伤口，最后为感染伤口。

4. 肉芽水肿者，可用3%~5%的高渗氯化钠溶液湿敷。

5. 创面脓液稠厚，应用硼酸溶液（优琐）等湿敷。

6. 休克是烧伤后48小时内造成患者死亡的主要原因。

7. 烧伤早期发生休克的原因是毛细血管通透性增加，血浆外渗，有效循环血量锐减。

8. 浅Ⅱ度烧伤创面特点为大小不一的水疱，痛觉明显，创面红润。

9. 液体疗法是治疗烧伤休克的主要措施。

10. 烧伤患者创面常见致病菌为铜绿假单胞菌。

11. 吸入性烧伤会导致患者窒息而死亡。

12. 烧伤肢体维持并固定于功能位，手部固定在半握拳的姿势。

13. 蛇咬伤后立即在伤口的**近心端 10cm** 环行结扎。**伤肢下垂**。

14. 蛇咬伤后用手**自上而下**向伤口挤压，排出伤口内蛇毒。

15. **血液毒蛇**咬伤者**禁忌切开**，防止出血不止。

16. 狂犬病病毒主要存在于病畜的**脑组织和脊髓**中。

17. 狂犬病临床表现为特有的**恐水、怕风、咽肌痉挛、进行性瘫痪**等。

18. 被病犬咬伤后**浅小的伤口可常规消毒处理**，深大伤口应立即清创，以**生理盐水或稀释的碘伏液冲洗伤口**，再用 **3% 过氧化氢淋洗**，伤口应开放引流。

19. 狂犬病患者**避免光、声、风的刺激，避免水的刺激**。

20. 闭合性腹部损伤**最易引起脾损伤**。

21. 实质脏器破裂的主要表现为**腹腔内出血**。

22. 诊断性腹腔穿刺时**抽出不凝固血液，提示实质性脏器破裂**。

23. 腹部损伤患者在观察期间，**腹痛或腹膜刺激征有进行性加重或范围扩大**，应及时**手术探查**。

24. 腹部损伤要求“四禁”，即**禁食禁饮、禁灌肠、禁用泻药、禁用吗啡**。

25. **盆腔脓肿**是最常见的腹腔脓肿类型。

26. CO 进入血液，与血红蛋白结合形成稳定的**碳氧血红蛋白**，影响氧气与血红蛋白的正常结合和携带，导致组织和细胞的**缺氧**。

27. **脑、心**对缺氧最敏感，常**最先**受损。

28. 口唇呈**樱桃红色**、碳氧血红蛋白浓度增高是诊断急性一氧化碳中毒最主要的依据。

29. 一氧化碳中毒现场抢救原则是立即将患者**转移到空气新鲜处**。

30. 一氧化碳中毒患者**高浓度(>60%)面罩吸氧(5~10L/min)**，**高压氧舱**治疗常为首选。

31. 有机磷入血**与胆碱酯酶结合**，使胆碱酯酶失去水解乙酰胆碱的能力。

32. 有机磷中毒呼出气或呕吐物有**大蒜味**。

33. **全血胆碱酯酶活力**测定是用于诊断、判断中毒程度和疗效的重要指标。

34. 有机磷中毒患者在急性中毒症状缓解后，又于中毒后**24~96小时**突然发生死亡，称“中间综合征”。

35. 有机磷中毒最主要的死因是**呼吸衰竭**。

36. **口服有机磷中毒**者要反复**洗胃**，可用**清水、2%碳酸氢钠(敌百虫禁用)或1∶5 000高锰酸钾溶液(对硫磷忌用)**进行洗胃，洗清至无大蒜味为止。

37. 最常用的抗胆碱药为**阿托品**。阿托品化表现为患者**瞳孔较前扩大、肺部湿啰音减少或消失、心率加快**等。

38. **阿托品中毒**表现有**瞳孔扩大、烦躁不安、意识模糊、谵妄、抽搐、昏迷**等。

39. **苯二氮䓬类**药物对中枢神经系统抑制较轻。

40. 吩噻嗪类药物中毒最常见的表现为**锥体外系反应**。

41. 长期服用大剂量镇静催眠药突然停药或减量时，可发生**戒断综合征**。

42. **氟马西尼**是苯二氮䓬类药物的拮抗剂。

43. 镇静催眠药为促进意识恢复，用**纳洛酮**有一定疗效。

44. 急性酒精中毒的临床表现有**兴奋期、共济**

失调期、昏迷期。

45. 慢性酒精中毒包括**Korsakoff综合征、Wernicke脑病**。

46. 严重酒精中毒者可用**血液透析**促进乙醇排出。

47. 慢性酒精中毒者要先用**维生素B_1**，再给**葡萄糖**。

48. 酒精中毒过度兴奋者可选用**地西泮**镇静，**禁用吗啡、苯巴比妥类药**。

49. 中暑通常由**环境温度高**、潮湿及空气流通不畅、散热发生障碍时，热量在体内聚集所致。

50. **热衰竭最常见**，是大量失水、失钠导致血容量不足而引起的周围循环衰竭。

51. **热痉挛**是大量出汗后补水过多，补盐不足，引起的**肌肉痉挛疼痛**。

52. 热射病最严重，以**高热、无汗、意识障碍**"三联征"为典型表现。

53. **迅速采取降温措施**是中暑抢救成功的关键。

54. 中暑患者肛温降至**38℃**时，应暂停降温。

55. **海水淹溺**：海水为高渗性，可引起**急性肺水肿**。淡水淹溺：淡水为低渗性，可引起**肺水肿和心力衰竭、溶血**。

56. 淹溺患者急救原则：迅速将患者**救出水**，立即**恢复有效通气**，施行**心肺脑复苏**。

57. 淹溺患者**保持呼吸道通畅**：立即清除口、鼻腔内淤泥、杂草等异物。

58. 淹溺患者**倒水处理**：采用头低足高的俯卧体位将肺内及胃内积水排出。

59. 对呼吸和心跳停止的淹溺患者立即进行**心**

肺复苏术。

60. 细菌性食物中毒多发生于**夏、秋季**，有共同的传染源，发病较集中。

61. **沙门菌属**是引起胃肠型食物中毒常见的病原菌之一，治疗首选喹诺酮类。

62. 产肠毒素**大肠埃希菌**，是导致腹泻的主要原因。

63. 呕吐和腹泻有助于清除胃肠道的毒素，**一般不做止吐处理，早期不用止泻剂**。

64. 气管异物是异物因误吸滑入气管和支气管，产生以**咳嗽和呼吸困难**为主要表现的临床急症。多见于5岁以下儿童。

65. **婴幼儿牙齿及喉反射功能发育不全**是气管异物最常见的原因。

66. 气管异物患儿应**减少哭闹**，以免异物变位，发生急性喉梗阻。

67. 破伤风梭菌在**缺氧**的环境中生长繁殖。

68. 破伤风梭菌可产生大量**外毒素，痉挛毒素**引起全身紧张性收缩和阵发性痉挛。

69. 破伤风起始表现为**咀嚼不便、张口困难**。

70. **任何轻微的刺激**，如光线、声音、触碰、饮水等均可诱发破伤风患者**强烈的阵发性痉挛**。

71. 破伤风抗毒素（TAT）注射前必须**常规做过敏试验**。

72. 早期使用破伤风抗毒素（TAT）**中和游离毒素**。

73. 破伤风梭菌具有传染性，应执行**接触隔离**。

74. 破伤风患者使用过的**伤口敷料应焚烧**。

75. 第**4～7肋骨**较长且固定，最易骨折。

76. **多根、多处肋骨骨折**产生**反常呼吸运动**，又称**连枷胸**。

77. 连枷胸的患者，尽早用厚敷料在软化胸壁上**加压包扎**，以控制反常呼吸运动。

78. 骨折专有体征包括**畸形、假关节活动、骨擦感(音)**。

79. **X线摄片**可明确有无骨折。

80. 骨折患者急救现场**不可复位**。

81. 骨折患者进行功能锻炼的原则为**动静结合，主动与被动结合，循序渐进**。

82. 骨筋膜室综合征常见于前臂、小腿骨折或**包扎过紧**。

83. 伸直型肱骨髁上骨折时，保持**正常的肘后三角**。

84. 桡骨远端伸直型骨折表现为侧面观呈**“餐叉样”畸形**，正面观为**“枪刺样”畸形**。

85. 股骨**头下骨折和经颈骨折**易造成股骨头缺血坏死。

86. 胫腓骨干骨折如有肢体肿胀加重，足背动脉搏动消失，肢端苍白、冰凉，需考虑并发**骨筋膜室综合征**。

87. 骨盆骨折严重时伴有大出血，合并**休克**。

88. 颅前窝骨折的典型表现为**“熊猫眼”征、“兔眼”征**。

89. 脑脊液漏者应采取**半坐卧位**，头偏向**患侧**。

90. 脑脊液鼻漏者**不可堵塞**鼻腔。

第十二章　肌肉骨骼系统和结缔组织疾病患者的护理

1. **颈椎间盘退变**是颈椎病最基本的原因。

2. 腰椎间盘突出症的好发部位多在**腰4～5间隙和腰5～骶1间隙**。

3. **神经根型**颈椎病最常见，临床特点为颈肩痛，可向上肢放射，颈部僵硬、上肢麻木。

4. **脊髓型**颈椎病症状最重。

5. **脊髓型**颈椎病**禁用推拿按摩法**。

6. 硬膜外注射糖皮质激素，可以**消炎、消肿、减轻局部神经粘连**。

7. 化脓性骨髓炎最多见的致病菌是**金黄色葡萄球菌**。

8. 在**寒战、高热**时取血做细菌培养及药敏试验。

9. **局部分层穿刺**对早期诊断化脓性骨髓炎有重要价值。

10. 脊柱损伤的患者，应由**三人平稳置于硬板上抬运，如有颈椎骨折，需另加一人**。

11. **尽早解除各种因素对脊髓的压迫**，是脊髓功能恢复的关键。

12. **若颈髓损伤，呼吸功能直接受到影响**。

13. 关节脱位的特征表现为**畸形、弹性固定、关节盂空虚**。

14. 肩关节脱位患者局部呈**方肩畸形**。

15. 脱位患者若固定时间不足可引起**习惯性脱位**。

16. 风湿热是由**A组乙型溶血性链球菌**感染后发生免疫反应引起的全身结缔组织病变。

17. 风湿热临床表现以**关节炎**最常见，**心脏炎**最严重。

18. 抗链球菌溶血素“O”试验阳性，提示**有链球菌感染**。

19. 抗链球菌首选**青霉素**；抗风湿首选**非甾体抗炎药**，常用**阿司匹林**；心脏炎一般用**糖皮质激素**治疗。

20. 风湿热患者卧床休息时间　无心脏炎者**2周**；有心脏炎病轻者**4周**，病重者**6～12周或更长**。

21. 用**青霉素**预防风湿热复发，儿童患者最少到18岁，成人最少5年。

22. 类风湿关节炎（RA）是一种**自身免疫性疾病**，与潮湿、寒冷、创伤等诱因有关。

23. 类风湿关节炎以双手**近端指间关节、指掌关节、腕关节**病变最常见。

24. **晨僵**的程度及持续时间可作为判断病情活动的指标。

25. **关节疼痛**是类风湿关节炎**最早**出现的症状，呈持续性、对称性，晚期可有关节**畸形及功能障碍**。

26. **类风湿结节**为类风湿关节炎特异性的皮肤表现，表示本病的活动。

27. **类风湿因子**（RF）与类风湿关节炎的活动性和严重性成正比，但并不具有特异性。**手**和**腕关节**的X线片最有诊断价值。

28. 类风湿关节炎首选治疗药物是**非甾体抗炎**

药，如阿司匹林。

29. 类风湿关节炎患者急性期症状缓解后应尽早进行**功能锻炼，注意保暖**。

30. 类风湿关节炎患者的健康教育：避免诱因，**指导功能锻炼**，提高患者自理能力。

31. 系统性红斑狼疮（SLE）是一种多系统多器官受损的**自身免疫性疾病**。

32. SLE 病因可能与下列因素有关：**遗传、环境（阳光）、药物、雌激素增高**。

33. 几乎所有 SLE 患者均有**肾损害，肾衰竭和感染**是**主要**的致死原因。

34. SLE 患者最典型皮肤损害是**鼻面部有蝶形红斑**。

35. SLE 可有**近端指间关节，腕、足、膝关节疼痛**；呈对称分布，很少引起畸形。

36. SLE 免疫学检查 ①**抗核抗体（ANA）**：筛选试验；②**抗双链 DNA 抗体**：确诊和提示病情活动；③**抗 Sm 抗体**：是 SLE 的标志抗体。

37. SLE 患者治疗首选**糖皮质激素**。非甾体抗炎药主要用于轻症患者。

38. SLE 患者忌食含有补骨脂素的食物（**芹菜、香菜、无花果、烟熏食物及蘑菇**），避免染发、烫发，减少洗头次数，防止脱发。

39. SLE 患者**皮肤避免日晒，避免化妆品**等。可用清水冲洗，温水湿敷红斑处。

40. SLE 好发于育龄妇女，患者要注意**避孕**，应在医生指导下妊娠。

41. 骨质疏松症是以骨量减少、骨钙溶出、骨的强度下降、骨组织的微观结构退化为特征，**易发生骨折**的一种全身性骨骼疾病。

42. 骨质疏松症病因：**雌激素缺乏、活性维生素D缺乏、钙摄入不足、光照少**。

43. **腰背痛**是骨质疏松症**最常见**的症状，骨折是最常见和最严重的并发症。

44. **骨矿含量（BMC）和骨矿密度（BMD）测量**是确定骨质疏松的重要手段。

45. 骨质疏松症的治疗：**补充钙剂和维生素D**。

46. 女性绝经后骨质疏松症的首选用药为**雌激素**。

47. 运动、保证充足的**钙剂摄入**是较为可行的有效预防骨质疏松症方法。

第十三章　肿瘤患者的护理

1. 甲状腺癌最常见类型为**乳头状腺癌**。

2. 甲状腺癌恶性程度最高的类型是**未分化癌**。

3. 甲状腺癌可**随吞咽上下移动**。

4. 细针穿刺**细胞学检查**可明确诊断。

5. **喉头水肿者**，应遵医嘱应用**糖皮质激素**。

6. **一侧喉返神经损伤**，多引起**声音嘶哑**；**两侧喉返神经损伤**可引起**失声或窒息**。

7. **喉上神经外支损伤**，引起**声调降低**。**内支损伤**，患者在饮水时，易发生**误咽和呛咳**。

8. **抽搐发作**应立即遵医嘱静脉注射 **10% 葡萄糖酸钙或氯化钙 10ml 缓慢静脉推注**。

9. 甲状腺全切除者应遵医嘱坚持服用**甲状腺素制剂**，以预防肿瘤复发。

10. 食管癌好发于**中胸段**。

11. **淋巴转移**是食管癌主要转移途径。

12. **进行性吞咽困难**是中晚期食管癌的典型症状。

13. 食管癌早期进食时偶有**哽噎感或异物感**。

14. **食管拉网脱落细胞检查**是我国首创的普查早期食管癌的检测方法。

15. 食管镜检查及钳取活组织进行**病理检查可确诊**。

16. 能进食者给予**高蛋白、高热量和维生素**丰富的流食或半流食。

17. 术前3天每晚插胃管，并用抗生素生理盐水冲洗食管，以**减轻组织水肿**。

18. 胃癌好发于**胃窦部**。

19. 胃癌患者**淋巴转移**以**左锁骨上淋巴结**最常见。

20. 胃癌晚期最常见的是**肝转移**。

21. **纤维胃镜**是诊断早期胃癌的有效方法。

22. 术后早期观察有无**术后出血**，如引流管量与色。

23. 原发性肝癌多因**病毒性肝炎**引起。

24. **血行转移**是肝癌**主要**的转移途径。

25. 肝外血行转移最多见于**肺**。

26. **肝区疼痛**为肝癌**最常见和最主要**症状，多为**持续性胀痛**。

27. 肝癌定性**首选甲胎蛋白(AFP)**。

28. **手术治疗**仍是目前肝癌首选和最有效的方法。

29. **为防止术后肝断面出血，一般不鼓励患者早期活动**。

30. **吸烟**是胰腺癌的主要危险因素。

31. 胰腺癌好发于**胰头部**。

32. **腹痛和上腹饱胀**不适是胰腺癌最常见的首发症状。

33. 胰头癌以**进行性黄疸**为主要的症状和体征。

34. 术后鼓励患者进食**高蛋白、高糖、低脂及富含脂溶性维生素**的食物。

35. 结肠癌最早出现的症状是**排便习惯和粪便性状**的改变。

36. **直肠指诊**是诊断直肠癌最简便有效的方法。

37. 结肠癌饮食指导为“三高”、易消化、**少渣饮食**。

38. 结肠癌一般采取**造口侧卧位**。

39. 造口开放后取造口侧卧位；造口周围涂**氧化锌软膏**，保护皮肤。

40. 肾癌最常见的转移部位是**肺**。

41. **间歇性无痛性肉眼血尿**是肾癌最早的症状。

42. 肾部分切除术后患者应**卧床休息 3～5 天，以防出血**。

43. **膀胱癌**是泌尿系统**最常见**的肿瘤。

44. 膀胱癌病理类型多为**移行细胞癌**。

45. **无痛性间歇性全程肉眼血尿**为膀胱癌**最常见和最早**出现的症状。

46. **膀胱镜**检查是**最主要**的检查手段。

47. 凡保留膀胱的手术治疗，术后应当行**膀胱内药物灌注治疗**。

48. 常用膀胱化疗药物有**丝裂霉素、吡柔比星、羟喜树碱及卡介苗**等。

49. **子宫颈癌**病变多发生在宫颈外口的**鳞－柱上皮交接部**。

50. **子宫颈癌**常见病因为早婚或多次结婚、早期性生活或性生活紊乱、早育、多产、**人乳头瘤病毒（HPV）感染**。

51. 宫颈癌早期的临床表现为**接触性出血**。

52. **宫颈刮片细胞学检查**是宫颈癌**筛查**的主要手段，**确诊**宫颈癌的辅助检查是**宫颈及宫颈管活组织检查**。

53. **手术**是治疗宫颈癌的首选方法，适于 **Ⅰa～Ⅱa 期**的患者。

54. 宫颈癌根治术常规配 **800～1 000ml** 血。

55. 术后保留尿管 **7～14 天**。

56. 子宫动脉栓塞化疗术后保留尿管 **24 小时**，穿刺点加压包扎 **6 小时**，插管侧下肢制动 **24 小时**。

57. 子宫肌瘤是妇科最常见的**良性肿瘤，肌壁间肌瘤**最常见。

58. 子宫肌瘤好发于生育期妇女，其发病与**雌、孕激素**有关。

59. **月经变化**是子宫肌瘤常见症状，其发生与肌瘤的生长部位有关，**黏膜下肌瘤**对月经影响最明显。

60. **B型超声检查**是子宫肌瘤**首选**的检查方法。

61. **随访观察**适于**肌瘤小近绝经**的患者，全子宫切除术适于肌瘤个数多或生长迅速、已生育的女性，肌瘤剔除术适于未生育的患者。

62. 全子宫切除的患者术后可有少量暗红色阴道流血，若术后**7～8天出现阴道流血**，多为阴道残端肠线吸收所致。

63. **卵巢癌**死亡率居妇科恶性肿瘤**之首**。

64. **良性卵巢肿瘤**发展缓慢，早期**肿瘤**小，多无症状，肿瘤**活动度好**，与周围组织**界限清楚**。

65. **恶性卵巢肿瘤**早期常无症状，肿瘤与周围组织**界限不清**，一旦发现疾病多已至晚期，伴有**压迫症状**。

66. 卵巢肿瘤并发症包括**蒂扭转、破裂、感染和恶性变**。

67. 蒂扭转是最常见的并发症，表现为一侧下腹痛剧烈，伴恶心、呕吐，甚至休克，以**畸胎瘤**最常见。

68. **肿瘤标志物CA125**是目前被认为对**卵巢上皮肿瘤**较为敏感的肿瘤标志物；**甲胎蛋白（AFP）**是诊断**内胚窦瘤**的特异性肿瘤标志物。

69. 卵巢恶性肿瘤的主要治疗方法以**手术治疗为主，化疗为辅**。

70. 绒毛膜癌其中60%继发于**葡萄胎**清宫术后1年以上，少数发生于**足月产、流产及异位妊娠后**。

71. 绒毛膜癌病理检查可见**绒毛结构消失**。

72. 绒毛膜癌**首选**的治疗方法为**化疗**。

73. 绒毛膜癌**最先转移**的部位是**肺**，主要死因是脑转移。

74. 接受化疗期间在每个疗程**用药前及用药中各测量体重1次**。

75. **骨髓抑制**是化疗最常见、最严重的副作用。

76. **停经后阴道流血**是葡萄胎最常见的**症状，主要体征**是**子宫异常增大**。

77. 葡萄胎患者的人绒毛膜促性腺激素异常增高，**B型超声**宫腔内呈**"落雪状"**改变。

78. **葡萄胎**一经确诊，需**立即清宫；侵蚀性葡萄胎首选化疗**。

79. 葡萄胎清宫术术后应坚持**避孕1年**，首选避孕方法为**阴茎套**。

80. **侵蚀性葡萄胎**来自良性葡萄胎，多发生在**葡萄胎清除术后6个月内**。

81. **葡萄胎清除术后阴道流血**是侵蚀性葡萄胎**最常见**的症状。

82. 侵蚀性葡萄胎最常见的转移部位是**肺**，脑转移是主要的死因。

83. **侵蚀性葡萄胎**病理检查显微镜下可见**绒毛结构**。

84. 白血病的发病因素：病毒、**电离辐射、苯及其衍生物和氯霉素**。

85. **发热**是急性白血病**最常见**的症状；**贫血**常为**首发症状**。

86. **骨髓检查**是**确诊**白血病的重要依据；**胸骨下段压痛**对诊断具有意义。

87. **化疗**是目前治疗白血病最主要的方法；**造**

血干细胞移植是**最有效**的方法。

88. 粒细胞缺乏者**（白细胞≤1.0×10^9/L 或中性粒细胞≤0.5×10^9/L）**，采取保护性隔离。

89. 化疗时应注意首选中心静脉或深静脉留置导管；发生外渗，立即停止注射，回抽 3～5ml 血后拔针。

90. 避免在**化疗前后 2 小时**进餐。

91. 慢性髓细胞白血病**脾大为最突出**的体征。**羟基脲**是目前治疗慢粒的首选药物。

92. 骨肉瘤好发于**长骨的干骺端**。

93. 骨肉瘤**肺转移**发生率较高。

94. 化疗时若患者白细胞降至 **3.5×10^9/L，血小板降至 80×10^9/L**，应立即暂停化疗。

95. 颅内肿瘤患者在手术后，生命指征平稳时，将床头**抬高 30°，以利颅内静脉回流**。

96. 手术后创腔引流瓶（袋）高度与头部创腔**保持一致**，以保持创腔内一定的液体压力，**可避免脑组织移位**。

97. **雌酮及雌二醇**与乳腺癌的发病有直接关系。

98. **晚期血行转移**最常见的部位是**肺**。

99. **无痛性小肿块**是乳腺癌的**早期**表现，常发生在乳房**外上象限**。

100. **酒窝征**系肿瘤累及乳房 **Cooper 韧带**所致。

101. 肿瘤**阻塞皮内或皮下淋巴管**可使局部皮肤呈**“橘皮样”改变**。

102. 乳腺癌淋巴结转移多见于**同侧腋窝淋巴结**。

103. 乳腺癌术后**患侧上肢用软枕垫高**，并进行按摩，以促进静脉和淋巴的回流。

104. 乳腺癌术后伤口用**胸带包扎，目的是让皮瓣紧贴胸壁，防止积液积气**。

105. 乳腺癌患者术后**24小时内**活动手指、腕部。

106. 乳腺癌患者术后**5年内**避免妊娠。

107. **绝经后阴道流血**是子宫内膜癌的典型临床表现。

108. **分段诊断性刮宫**是诊断子宫内膜癌**最可靠**的方法。

109. **手术治疗**是子宫内膜癌**首选**的治疗方法。

110. 原发性支气管肺癌的主要病因是**长期大量吸烟**。

111. 肺癌中，腺癌发病率上升明显，已成为**最常见**的类型。

112. 肺癌早期（首发）症状为**刺激性咳嗽**、痰中带血。

113. **胸部X线**是发现肺癌**最主要**的方法。

114. 早期肺癌**首选手术治疗**。

115. 化学治疗是**小细胞肺癌**的主要治疗方法。

116. 鼓励患者早期下床活动，目的是**预防肺不张，改善呼吸循环功能**。

117. 按麻醉药进入体内的途径不同分为**吸入麻醉和静脉麻醉**。

118. 成人全身麻醉术前**禁食8~12小时、禁饮4小时**，以保证胃排空，避免反流、呕吐或误吸。

119. 麻醉未清醒时取**平卧位，头偏向一侧，以免误吸**。

第十四章　血液、造血器官及免疫疾病患者的护理

1. 血细胞主要在**骨髓**生成，各类血细胞均起源于**造血干细胞**。

2. 胎儿后期主要造血器官为**骨髓**，到 20 岁左右，仅限于**红骨髓**有造血功能。

3. 红细胞主要成分为**血红蛋白**，主要功能是**运输 O_2 和 CO_2**。

4. 中性粒细胞占白细胞计数的 **50% ~ 70%**，具有吞噬作用，是机体抵抗病原微生物特别是急性化脓性细菌入侵的第一道防线。

5. 血小板生理功能：**参与生理性止血**；参与血液凝固；保持血管内皮完整性。

6. **小儿出生时 RBC 和 Hb 量较高**。出生后 RBC 和 Hb 量逐渐降低，至生后 2～3 个月时出现轻度贫血，称为“生理性贫血”。**3 个月以后，RBC 和 Hb 量又逐渐恢复正常**。

7. 生理性止血过程包括**血管收缩、血小板血栓形成及血液凝固**三个过程。

8. 多数凝血因子在**肝内合成**，部分凝血因子的生成需要**维生素 K** 的参与，故它们又称依赖维生素 K 的凝血因子。钙离子为凝血因子之一。

9. **血红蛋白（Hb）浓度降低**作为诊断贫血的标准更为可靠。**成年男性<120g/L，成年女性<110g/L，孕妇<100g/L**。

10. 贫血的程度 轻度：**Hb>90g/L**；中度：**Hb 60～90g/L**；重度：**Hb 30～59g/L**；极重度：**Hb<30g/L**。

11. 营养性缺铁性贫血是由于体内铁缺乏导致血红蛋白合成减少而引起的一种**小细胞低色素性**贫血，是小儿时期最常见的贫血。

12. 营养性缺铁性贫血一般表现为**皮肤黏膜逐渐苍白**，以**口唇、甲床**最明显；特征性表现有**异食癖和反甲**。

13. **祛除病因和应用铁剂**是治疗缺铁性贫血的关键。疗程至小儿血红蛋白正常后**2个月左右**停药；成人血红蛋白正常后3～6个月停药。

14. 维生素B_{12}缺乏者面无表情、两眼呆滞、反应迟钝、少哭不笑、智力及动作发育落后甚至有倒退现象，重者可出现全身震颤，甚至抽搐。

15. 营养性巨幼细胞性贫血治疗原则为去除诱因，**肌内注射维生素B_{12}或/和口服叶酸**。

16. 再生障碍性贫血病因不明，可能与**氯霉素、苯及其衍生物、射线及病毒感染等有关**。

17. 再生障碍性贫血临床上以**进行性贫血、出血和继发感染**为主要表现。

18. **重型再生障碍性贫血**以**出血、感染**为主要表现；非重型再生障碍性贫血以贫血为主要表现。

19. 再生障碍性贫血骨髓象检查：骨髓增生**低下或极度低下**可确诊。血常规：红细胞、白细胞、血小板及网织红细胞均减少。

20. **非重型再生障碍性贫血**治疗首选药物为**雄激素，重型再生障碍性贫血**应尽早行**造血干细胞移植**。

21. 再生障碍性贫血患者血小板计数**$<50\times10^9/L$**时应减少活动，防止受伤；**$<20\times10^9/L$**时应绝对卧床休息，防颅内出血。**伴有出血倾向者禁用乙醇拭浴**。

22．**解热镇痛药**可影响血小板的数量及功能，诱发出血。

23．白细胞**<1×10⁹/L**时实行**保护性隔离**，防感染。

24．血友病是**遗传性凝血因子缺乏**导致的**出血性**疾病。分为血友病A（Ⅷ因子缺乏）和血友病B（Ⅸ因子缺乏），以血友病A为常见。

25．血友病A出血较重，具备如下特征：①**出生即有，伴随终生**。②以软组织或深部肌肉出血为主，皮肤出血罕见。③**负重关节（如膝、踝关节）反复出血**。

26．血友病最有效的治疗方法是**替代治疗**，即**补充缺乏的凝血因子**。

27．血友病患者**禁忌使用静脉留置针**，以免出血。必须手术时，应**补充凝血因子**后进行。

28．凝血因子应在取回后立即输注，使用冷沉淀物时，要在**37℃温水中10分钟内**融化，并尽快输入。

29．特发性血小板减少性紫癜（ITP）是**自身免疫反应**造成血小板破坏过多、寿命缩短的**出血性**疾病。

30．**脾脏**是ITP患者血小板抗体产生的部位，与抗体结合的血小板主要在脾脏破坏。

31．急性型ITP起病急，多见于儿童，常有发热及全身广泛出血，**颅内出血可危及生命**，病程多在4～6周。

32．慢性型ITP以青年女性多见，以**月经过多**为主要表现。

33．ITP患者血小板计数减少，急性型常低于**20×10^9/L**，慢性型常为**(30～80)$\times10^9$/L**。

34. ITP药物治疗首选**糖皮质激素**。

35. ITP患者**避免**使用**阿司匹林、双嘧达莫、吲哚美辛**、保泰松、右旋糖酐等影响血小板功能的药物。

36. 过敏性紫癜是**血管变态反应性出血性**疾病。

37. **感染**为过敏性紫癜最常见的病因，**对异体蛋白质过敏**也可以引起。

38. **单纯型**过敏性紫癜（紫癜型）是**最常见**的类型，**肾型**过敏性紫癜**是最严重**的类型，可发展为尿毒症。

39. 过敏性紫癜患者**血小板计数、出血时间及各项凝血试验均正常**，半数以上患者束臂试验阳性。

40. 过敏性紫癜治疗原则是**停止接触任何可能引起过敏的物质**。

41. 过敏性紫癜患者**不要食用**易引起过敏的**鱼、虾、牛奶**等，多吃蔬菜、水果。

42. 弥散性血管内凝血（DIC）是多种致病因素所致的**凝血功能障碍**。

43. 病理特征是微循环内广泛性的**微血栓形成，全身皮肤黏膜和内脏出血**，受累器官发生栓塞与梗死。

44. **感染**是DIC最常见的原因。

45. DIC最重要的病理生理改变是**凝血酶与纤溶酶**的形成。

46. **突发的多部位大量出血**是DIC最常见的早期症状之一。

47. **严重休克**是DIC病情严重及预后不良的征兆。

48. **血小板计数减少，凝血酶原时间（PT）延长**，纤维蛋白定量减少。

49. **抗凝疗法**（肝素）是阻断 DIC 病理过程最重要的措施之一。

50. 若静脉采血时血液迅速凝固，应警惕**高凝状态**。

第十五章　内分泌、营养及代谢性疾病患者的护理

1. 内分泌腺无导管，其分泌的**激素直接进入血液或淋巴液**。

2. **下丘脑**是最重要的**神经内分泌器官**；**垂体**是最重要的**内分泌腺**。

3. 甲状腺是**最大**的内分泌腺，功能主要是产热、促进蛋白质合成，可**升高血糖**，又可加强外周组织对糖的利用，**降低血糖**。

4. 甲状旁腺使**血钙升高、血磷降低**。

5. 肾上腺髓质主要分泌**肾上腺素和去甲肾上腺素**，对心血管有调节作用。

6. 胰岛的A细胞分泌胰高血糖素，**B细胞分泌胰岛素**，D细胞分泌生长激素释放抑制激素。

7. 胰岛素是**促进合成代谢、调节血糖稳定**的主要激素。

8. **碘缺乏**是**地方性甲状腺肿**的主要原因。

9. 单纯性甲状腺肿主要表现为**甲状腺轻度或中度肿大**，无压痛。

10. 单纯性甲状腺肿血清**T_3、T_4正常，TSH基本正常**。

11. 碘缺乏所致甲状腺肿者应**补充碘剂或碘化食盐**。

12. 甲状腺肿者应多食**海带、紫菜**等海产品及**含碘丰富**的食物，适当食用碘盐；避免摄取过多卷

心菜、花生、萝卜、菜花、菠菜等抑制甲状腺激素合成的食物。

13. **补充碘盐**是预防缺碘性地方性甲状腺肿最有效的措施。

14. 甲状腺功能亢进症（甲亢）是指多种病因导致甲状腺功能增强，分泌**过多甲状腺激素（TH）**所致的临床综合征。

15. 高代谢症群表现为**怕热多汗、皮肤温暖湿润、低热、多食易饥、体重下降**。

16. 甲亢患者的精神神经系统症状为**神经过敏**。

17. **心动过速**，静息或睡眠时心率仍增快是甲亢**特征性表现**，脉压增大，可出现周围血管征。

18. 甲状腺呈**弥漫性、对称性肿大**，可随吞咽动作上下移动；**上下极可触及震颤，并听到血管杂音**，为甲亢特征性表现。

19. 甲状腺危象与 T_3、T_4 短时间释放入血有关，表现为**高热（39℃以上）、脉快（140～240 次 /min）**，伴心房颤动。

20. 甲状腺危象治疗首选**丙硫氧嘧啶**（PTU）。

21. 基础代谢率（BMR）简易计算公式：**BMR%=脉压＋脉率－111**。

22. 血清 **FT_3、FT_4** 是临床诊断甲亢的首选指标。

23. **放射性碘**治疗可致永久性甲状腺功能减退，禁用于妊娠期和哺乳期妇女。

24. 甲亢患者**禁食含碘丰富的食物**，如海带、紫菜等。

25. 应用抗甲状腺药物时，如**白细胞低于 3.0×10^9/L 或中性粒细胞低于 1.5×10^9/L 应停药**。

26. 甲亢眼征的眼部护理包括外出时应戴墨

镜；睡眠时**抬高头部**，并**限制饮水和钠盐**的摄入。

27. 甲状腺功能亢进症手术前先用**丙硫氧嘧啶**使症状基本控制后，改服碘剂；碘剂抑制甲状腺激素释放，腺体变小变硬利于手术；凡不准备手术者，一律不要服用碘剂。

28. 成人原发性甲状腺功能减退症（甲减）病因主要是**自身免疫损伤**引起自身免疫性甲状腺炎。

29. 甲减的临床表现：**黏液性水肿面容**、非凹陷性水肿、嗜睡、反应迟钝、心动过缓、厌食、便秘、肌无力。

30. 甲减最严重的并发症是**黏液性水肿昏迷**。诱发因素有**寒冷、感染、手术**等。

31. 甲减辅助检查：血清 TSH 升高；**血清总 T_4（或 FT_4）降低早于总 T_3（或 FT_3）降低**。

32. 甲减患者需用**甲状腺素替代**，永久性甲状腺功能减退者需终身服用，**首选左甲状腺素（L-T_4）**。

33. 甲减患者调节室温在 **22～23**℃之间，加强保暖。

34. 甲减患者饮食原则是高蛋白、高维生素、低钠、低脂肪饮食，**避免摄取含碘食物和药物**。

35. 左甲状腺素服用过量的症状：**脉率>100 次 /min**、心律失常、血压升高、多食消瘦、呕吐、腹泻、发热、大量出汗、情绪激动等。

36. Cushing 综合征是肾上腺**分泌过多糖皮质激素**所致病症的总称，其中由垂体促肾上腺皮质激素（ACTH）分泌亢进引起的最为多见。

37. 异位 ACTH 综合征最常见的原因是**肺癌**。

38. Cushing 综合征外貌是本病的主要症状，表现为**向心性肥胖、满月脸、水牛背、腹部膨隆，而四肢相对瘦小**。

39. Cushing 综合征患者皮肤表现呈**多血质外貌**，下腹等处出现**皮肤紫纹**。

40. Cushing 综合征患者**肺部感染**多见。手、脚、指/趾甲、肛周常出现**真菌感染**。

41. Cushing 综合征患者血浆**皮质醇水平升高，24 小时昼夜节律消失**。

42. Cushing 综合征患者饮食原则是**高蛋白、高维生素、低脂、低钠、高钙、高钾饮食**。

43. 糖尿病典型表现为“三多一少”，即**多尿、多饮、多食，体重下降**。

44. **1 型糖尿病**与自身免疫有关，**常见于年轻人，易发生酮症酸中毒，需用胰岛素**替代治疗。

45. **2 型糖尿病**有家族性遗传倾向，多见于超重的**中老年人，一般不需用胰岛素**。

46. 糖尿病酮症酸中毒是糖尿病患者最常见的急性并发症，**血酮强阳性**为诊断依据。

47. **糖尿病肾病**是糖尿病患者最常见的微血管病变，也是**1 型糖尿病最主要死亡原因**。

48. 空腹血糖**≥7.0mmol/L**，或随机血糖或餐后**2 小时血糖≥11.1mmol/L**，可诊断糖尿病。空腹血糖正常范围为**3.9～6.0mmol/L**。

49. **口服葡萄糖耐量试验**（OGTT）适用于血糖高于正常范围而未达到诊断标准者。

50. 糖化血红蛋白可反映**取血前 8～12 周**血糖的总水平。

51. **合理饮食**是糖尿病治疗的最基本措施，以控制总热量为原则。

52. **运动**能促进糖代谢及提高胰岛素在周围组织中的敏感性。

53. 糖尿病患者出现**饥饿感、心慌、出冷汗、面**

色苍白、头晕、无力提示**低血糖**的发生。

54. 磺脲类需餐前半小时服用；**双胍类在进餐时或进餐后服用**；**阿卡波糖**在吃第一口餐时与**餐同服**；胰岛素增敏剂如罗格列酮可在每天同一时间服用。

55. 胰岛素治疗适用于**1型糖尿病**、2型糖尿病合并急性并发症或对口服降血糖药无效的患者、**糖尿病合并妊娠患者**、糖尿病需进行手术患者等。

56. 胰岛素混合使用时**先抽取短效胰岛素，再抽取长效胰岛素**。

57. 胰岛素最常见的副作用是**低血糖**反应。

58. **积极补液**是抢救糖尿病酮症酸中毒**首要的、极其关键**的措施。

59. **高尿酸血症**→急性痛风关节炎反复发作→**痛风石沉积**→痛风石性慢性关节炎→痛风性肾结石、肾损害。

60. **高尿酸血症**是痛风发生的**关键原因**，也是痛风的生化标志。

61. **痛风石**是痛风的**特征性损害**，急性关节炎为首要表现，以**第一跖趾**关节多见。

62. 痛风急性发作时常首选**秋水仙碱**，不耐受者用**非甾体抗炎药如吲哚美辛**。

63. 痛风患者限制总热量、蛋白质、脂肪的摄入量，多饮水（>2 000ml/d），**多食碱性的食物**如鸡蛋、牛奶、马铃薯、柑橘类水果、大多数蔬菜等。

64. 痛风患者**限制嘌呤含量高的食物**，如动物内脏、鱼虾类、肉类、肉汤、豆类、淡菜、香菇、紫菜等。**忌食各种酒类，辛香调料等**。

65. 痛风患者急性期**绝对卧床休息，抬高患肢**，避免负重。

66. 痛风患者**慎用**抑制尿酸排泄的药物，如**氢氯噻嗪、呋塞米**、乙胺丁醇、吡嗪酰胺、烟酸、小剂量阿司匹林等。

67. **抑制尿酸**合成的药物：**别嘌醇**；促进尿酸排泄的药物：丙磺舒。

68. 血脂是血浆中的**中性脂肪（胆固醇、甘油三酯）和类脂**的总称。

69. 血脂异常指血浆中脂质的量和质的异常，通常指血浆中**胆固醇和/或甘油三酯（TG）升高**，也包括高密度脂蛋白降低。

70. 测定**空腹（禁食 12～14 小时）**血浆或血清总胆固醇（TC）、甘油三酯（TG）、高密度脂蛋白胆固醇（HDL-C）、低密度脂蛋白胆固醇（LDL-C）。**抽血前一天的晚餐忌食高脂食物，不饮酒**。

71. **生活方式干预**是血脂异常首要的基本治疗措施。

72. 羟甲基戊二酸单酰辅酶 A 还原酶抑制剂**（他汀类）**适应证为**高胆固醇血症**和**以胆固醇升高为主**的混合性高脂血症。

73. 苯氧芳酸类**（贝特类）**主要**降低血清 TG、VLDL-C**。

74. **他汀类**不宜用于儿童、孕妇、哺乳期妇女及准备生育的妇女。

75. **喂养不当**是婴幼儿营养不良的**主要原因**。

76. **体重不增**为营养不良的**最初表现**，皮下脂肪消失的顺序为：**腹部→躯干→臀部→四肢→面颊**。

77. 婴幼儿营养不良饮食原则为**循序渐进，逐渐补充**。给予高蛋白、高能量、高维生素饮食。

78. 营养不良患儿清晨易发生头晕、冷汗、面色苍白、神志不清等低血糖表现，一旦发现应立即静脉输入**25%～50%**葡萄糖溶液抢救。

79. 维生素D缺乏性佝偻病是由于体内**维生素D不足导致钙、磷代谢紊乱，**产生的一种以骨骼病变为特征的全身慢性营养性疾病。

80. 维生素D缺乏性佝偻病**初期没有骨骼改变，仅有**非特异性神经精神症状，如**夜惊、多汗及枕秃**等。

81. 足月儿（尤其是纯母乳喂养儿）生后数天开始补充维生素D **400IU/d**，早产儿、双胎儿生后即应补充维生素D **800IU/d**，3个月后改为400IU/d。

82. 维生素D缺乏性手足搐搦症主要是由于维生素D缺乏，血钙低导致神经肌肉兴奋性增高，出现**惊厥、喉痉挛或手足搐搦**等表现。

83. **血钙降低**是引起维生素D缺乏性手足搐搦症的直接原因，而根本原因是**维生素D不足**。

84. 迅速控制惊厥、解除喉痉挛。可用**10%水合氯醛保留灌肠**，或**地西泮**肌内或静脉注射。

85. 静脉注射钙剂时**速度应慢，不得少于10分钟**。以免因血钙骤升引起呕吐甚至心搏骤停；避免药液外渗造成局部坏死。

第十六章　神经系统疾病患者的护理

1. **中枢神经系统**包括**脑和脊髓**。

2. **周围神经系统**包括**脑神经、脊神经和内脏神经**。

3. **脊髓**位于椎管内，下端在**成人平第 1 腰椎，新生儿时达第 3、4 腰椎下缘**，4 岁时达第 1 腰椎上缘。

4. 营养内囊的豆纹动脉血栓形成或血管破裂时，可引起**“三偏征”**。

5. 脑和脊髓的表面有 3 层被膜，**由外向内依次为硬膜、蛛网膜和软膜**。

6. 反射弧一般包括**感受器、传入神经纤维、中枢、传出神经纤维和效应器**。

7. 在小儿生长发育过程中，**神经系统发育最早，速度亦快**。

8. **脑水肿**是颅内压增高**最常见**的原因。

9. 颅内压增高“三主征”：**头痛、呕吐、视乳头水肿**。其中，**视乳头水肿**是颅内压增高的重要客观体征。

10. **血压升高，脉压增大，脉搏慢而有力**，呼吸深而慢（两慢一高），称 **Cushing 反应**。

11. **小脑幕切迹疝**出现进行性意识障碍，患侧瞳孔**最初有**短暂的**缩小**，**以后**逐渐**散大**，直接或间接对光反射消失。

12. **枕骨大孔疝**常因**做腰椎穿刺放脑脊液过快过多引起**，患者可**突发呼吸骤停**而死亡。

13. 降颅内压最常用**20% 甘露醇 250ml，在10～20 分钟**内快速静脉滴注。

14. 颅内压增高患者取床头抬高**30°**斜坡位，有**利于颅内静脉回流，减轻脑水肿**。

15. 脑室外引流，引流管要**高于侧脑室平面10～15cm**，以维持正常的颅内压。

16. 若脑室外引流管有**阻塞，可挤压引流管**，将血块等阻塞物挤出或使用无菌的注射器抽吸，**禁用盐水冲洗**。

17. 冬眠低温疗法：先**静脉滴注冬眠药物**，待患者进入冬眠状态，**方可开始物理降温**。停止治疗时**先停物理降温，再逐渐停用冬眠药物**。

18. 帽状腱膜下血肿，**血肿易扩展，触及波动感**。

19. 骨膜下血肿多由相应颅骨骨折引起，**范围局限于某一颅骨**，以骨缝为界。

20. 头皮血肿应**早期冷敷**，24 小时后热敷。

21. 头皮撕脱伤是**最严重的头皮损伤**，头皮自帽状腱膜下或连同骨膜一并撕脱。

22. **脑震荡**伤后立即出现**短暂的意识丧失**，意识恢复后对受伤时一段时间内的情况不能回忆，而对往事记忆清楚，称**逆行性健忘**。

23. **意识障碍**是脑挫裂伤**最突出**的症状。

24. **硬脑膜外血肿**典型的意识障碍是伤后昏迷有**“中间清醒期”**。

25. 格拉斯哥昏迷评分法，总分**低于 8 分**即表示**昏迷状态**。

26. 意识清醒者采取**斜坡卧位，有利于颅内静脉回流。昏迷患者宜取侧卧位或侧俯卧位。

27. 伤后瞳孔正常，以后一侧瞳孔先缩小，继之进行性散大，并且对光反射减弱或消失，是小脑幕切迹疝的眼征。

28. TIA 和脑血栓——脑动脉粥样硬化；脑栓塞——风湿性心脏病并发心房颤动；脑出血——高血压；蛛网膜下腔出血——先天性动脉瘤破裂。

29. 脑血栓形成——安静、睡眠时；出血性脑血管疾病——活动及情绪激动时；脑栓塞——任何时间。

30. 出血或血栓影响内囊部位最多见，呈现“三偏征”。

31. 脑血管疾病首选 CT 检查。出血性——高密度病灶；缺血性——发病 24 小时后出现低密度病灶。

32. 脑出血的护理：最初 48 小时避免搬动，患者侧卧位，床头抬高 15°～30°，发病 24 小时内禁食。

33. 蛛网膜下腔出血患者应绝对卧床 4～6 周。

34. 脑缺血患者平卧位，头部禁止用冰袋及冷敷。

35. 脑疝表现为脉搏减慢、呼吸不规则、一侧瞳孔散大、意识障碍加重等。

36. 三叉神经痛以面部三叉神经分布区内突发的剧痛为特点，有扳机点。

37. 三叉神经痛特点为突发突止，疼痛时间数秒至 2 分钟不等。

38. 三叉神经痛神经系统检查通常无阳性体征。

39. 三叉神经痛治疗首选卡马西平治疗，无效时考虑手术。

40. 急性炎症性脱髓鞘性多发性神经病是一种迟发性**自身免疫性疾病**。**感染**是启动免疫反应的**首要因素**。

41. 急性炎症性脱髓鞘性多发性神经病首发症状常为**四肢对称性无力，呼吸肌麻痹**引起呼吸衰竭是**最严重**的表现，也是**最常见的死亡原因**。

42. 急性炎症性脱髓鞘性多发性神经病典型的脑脊液改变为**蛋白含量增高、细胞计数正常**，即**蛋白-细胞分离**现象，是本病重要特征之一。

43. 急性炎症性脱髓鞘性多发性神经病治疗原则：**保持呼吸道通畅、血浆置换、大剂量丙种球蛋白**及康复治疗等。

44. 急性炎症性脱髓鞘性多发性神经病饮食时和进食后 30 分钟取**坐位**，以免食物误入气管发生窒息。

45. 帕金森病是由于**黑质多巴胺能神经元变性缺失**引起的一种常见的神经系统变性疾病。

46. 帕金森病首发症状多为动作不灵活与震颤，**静止性震颤**最常见。

47. **肌强直**是帕金森病的主要特征之一。

48. 帕金森病的运动迟缓主要表现为**慌张步态、写字过小征、面具脸**。

49. **左旋多巴制剂**是治疗帕金森病**最基本、最重要、最有效**的药物，注意直立性低血压。避免与**维生素 B_6**、氯氮、利血平、氯丙嗪、奋乃静等药物同服。

50. 由于高蛋白饮食会降低左旋多巴类药物的疗效，故**不宜给予过多的蛋白饮食**。

51. 强直-阵挛发作以**意识丧失和双侧强直后**

出现阵挛为特征，发作时**立即平卧，松解衣领及裤带，放低头部**。

52. 癫痫持续状态是指一次癫痫发作**持续30分钟以上**，或连续多次发作、发作间期意识或神经功能未恢复至正常水平，治疗首选缓慢**静脉注射地西泮**。

53. 癫痫检查方法首选**脑电图**。

54. 癫痫患者坚持长期服药，疗程一般在**4~5年**。

55. 癫痫患者**禁止从事带有危险的活动**，如攀高、游泳、驾驶、带电作业等。

56. 化脓性脑膜炎是由各种**化脓性细菌**感染引起的脑膜化脓性炎症，多见于婴幼儿。

57. 化脓性脑膜炎典型表现为发热、颅内压增高、**脑膜刺激征(+)**及脑脊液改变。

58. **脑脊液检查**为**确诊**化脓性脑膜炎的重要依据。

59. 化脓性脑膜炎患者及早采用敏感的、可通过血-脑屏障的毒性较低的**抗生素**。

60. **糖皮质激素**可减轻脑水肿及颅内高压症状。

61. 病毒性脑膜脑炎是由多种**病毒**引起的中枢神经系统的急性炎症。

62. **脑脊液检查**为确诊病毒性脑膜脑炎的重要依据。

63. 若病变**累及脑膜**则为**病毒性脑膜炎**；若病变**累及脑实质**则为**病毒性脑炎**；若脑膜和脑实质同时受累，则为病毒性脑膜脑炎。

64. 惊厥是指全身或局部骨骼肌群突然发生的不自主收缩，以强直性或阵挛性收缩为主要表现。

65. 惊厥持续状态指惊厥持续发作超过30分钟或2次发作间歇期意识不能恢复。

第十七章　生命发展保健

1. **阴茎套**使精子不能进入宫腔达到避孕的目的，还有**防止性疾病传播**的作用。

2. **宫内节育器**是我国妇女**最常用**的节育方法。

3. **放置宫内节育器**为月经干净后**3～7日**，术后休息3日，2周内禁止性生活和盆浴。

4. **取出宫内节育器**于月经干净后**3～7日**，出血多者随时取出，带器妊娠者于人工流产时取出，术后休息1日。

5. **药物避孕原理**是**抑制排卵**、阻碍受精、阻碍受精卵着床，是**避孕率最高**的避孕方法。

6. 短效口服避孕药，若漏服须于**次晨（12小时内）补服**。

7. **口服避孕药常见副作用**为**类早孕反应、月经改变**、体重增加、面部蝴蝶斑。

8. **紧急避孕药**须在**无保护性生活后72小时内**使用。

9. **安全期**避孕失败率高。

10. 人工流产术适于妊娠14周内终止妊娠，其中**负压吸引术**适用于**妊娠10周以内者**。**钳刮术**适用于妊娠**10～14周**者。常见并发症为**人工流产综合征、子宫穿孔**、吸宫不全、感染。术后观察1～2小时，禁止盆浴及性生活**1个月**。

11. 药物流产适用于**妊娠49日以内者**，年龄小于40岁，排除异位妊娠。

12. **依沙吖啶**引产适于妊娠**13～28周**要求终止妊娠而无禁忌证者，术前3天禁止性生活，每天冲洗阴道1次或上药；**术后6周内禁止性交及盆浴**，提供避孕措施的指导。

13. 理想的产检总数应在**9次**以上，少于**5次**则为产检不足。

14. 妊娠**16～20周做唐氏筛查，24周做糖尿病筛查，妊娠34周做骨盆内、外测量**；自**妊娠36周起每周1次胎心监护**等。

15. **正常胎动次数为10次/2h，若<10次/2h提示胎儿宫内缺氧**。

16. 孕晚期多次测得**尿中雌三醇值低于10mg**，表示胎盘功能低下。

17. 根据小儿生长发育不同阶段的特点，将小儿年龄划分为7个时期：**胎儿期、新生儿期、婴儿期、幼儿期、学龄前期、学龄期及青春期**。

18. 青春期为从第二性征出现到生殖功能基本发育成熟、身高停止增长的时期。生殖系统发育逐渐成熟，第二性征逐渐明显，男性肩宽、肌肉发达、声音变粗、长出胡须；女性骨盆变宽、脂肪丰满。到青春期末女孩出现月经、男孩发生遗精。

19. 小儿生后6个月内生长最快，尤其是前3个月，出现生后**第一个生长高峰**，到青春期又加速，出现生后**第二个生长高峰**。

20. 儿童体重估计　出生时：3.25kg；3～12月龄：**体重(kg)=[年龄(月)+9]/2**；1～6岁：**体重(kg)=年龄(岁)×2+8**；7～12岁：**体重(kg)=[年龄(岁)×7−5]/2**。

21. 儿童身高(长)估计　出生时：50cm；3～12

月龄：75cm；2～6 岁：身高(cm)= 年龄(岁)×7+75；7～10 岁：身高(cm)= 年龄(岁)×6+80。

22. 新生儿鼓励母乳喂养，进食后取右侧卧位，床头略抬高，避免溢奶引起窒息。

23. 新生儿病房室温保持 22 ~ 24℃，湿度 55% ~ 65%。

24. 婴儿期保健：8 ~ 9 个月开始注意培养有意识地模仿发音，如“爸爸”“妈妈”等。

25. 青春期是儿童过渡到成年的时期，是儿童生长发育的最后阶段。

26. 我国国务院卫生主管部门规定，<1 岁小儿接种五种疫苗防七种疾病。

27. 婴儿喂养辅食的添加原则：由少到多；由稀到稠；从细到粗；由一种到多种。

28. 脊髓灰质炎疫苗冷开水送服或含服，服药前后 1 小时内禁饮热水。

29. 发热或近 1 周内腹泻频繁的小儿严禁服用脊髓灰质炎减毒活疫苗糖丸。

30. 青春期保健：一级预防，是青春期保健的重点。

31. 分娩期保健：做到“五防、一加强”，即防滞产、防感染、防产伤、防产后出血、防新生儿窒息，加强对高危妊娠的产时监护和产程处理。

32. 产褥期保健：产妇于产后 42 日到医院接受全面的健康检查，并接受计划生育指导。

33. 哺乳期保健：评估母乳喂养状况，指导母亲在哺乳期间合理用药及采取正确的避孕措施。

34. 围绝经期保健：重视绝经后出血，指导避孕至停经 1 年以上，宫内节育器于绝经 1 年后取出。

35. 每 1 ~ 2 年进行妇女病及恶性肿瘤的普查

普治工作，早发现、早诊断、早治疗。

36. 老年人的感官系统：**视力、听力下降，嗅觉、味觉迟钝**。

37. 老年人的循环系统：动脉硬化，**收缩压和脉压均升高**。

38. 老年人运动后最适宜的**心率(次/min)=170-年龄**。

39. 老年人**睡前不宜服降压药**，以免诱发脑卒中。

第十八章　中医基础知识

1. 五行是指金、木、水、火、土五种基本物质及其运动变化。

2. 心、肝、脾、肺、肾为五脏；胆、胃、大肠、小肠、膀胱、三焦为六腑。

3. 风、寒、暑、湿、燥、火是自然界六种不同的气候变化，称“六气”。

4. 六淫是风、寒、暑、湿、燥、火六种外感病邪的总称。

5. 七情是指喜、怒、忧、思、悲、恐、惊七种情志变化。

6. 四诊包括望、闻、问、切四种诊察方法。

7. 八纲是指阴、阳、表、里、寒、热、虚、实八个辨证的纲领。

8. 四气又称四性，即寒、热、温、凉四种药性。

9. 五味是指辛、甘、酸、苦、咸五种药味。

第十九章　法规与护理管理

1.《护士条例》于**2008年5月12日**开始实施。

2. 申请护士执业注册应具备的基本条件：①具有**完全民事行为能力**；②在中等职业学校、高等学校完成教育部和国务院卫生主管部门规定的**普通全日制3年以上的护理、助产专业**课程学习，包括**8个月以上护理临床实习**，并取得相应的学历证书；③**护士执业资格考试成绩合格**；④**符合健康标准**。

3. 只有接受专业学习并经专业注册**考试取得护士执业证书**的人员才能从事护理工作。

4. 护士首次执业注册应当自通过护士执业资格考试之日起**3年内**提出执业注册申请。

5. 护士注册有效期为**5年**。

6. 执业**地点发生变化**的，应办理**执业注册变更**。护士变更注册后其执业许可期限也为**5年**。

7. 护士延续执业注册申请应于有效期届满前**30日**，向卫生健康主管部门提出延续注册申请。

8. 按照《中华人民共和国传染病防治法》，甲类传染病2种（霍乱和鼠疫），**传染性非典型肺炎、炭疽中的肺炭疽和人感染高致病性禽流感**被列入乙类传染病，但按照**甲类传染病**管理。

9. 对**传染病患者、疑似传染病患者**，应当引导至相对**隔离的分诊点**进行初诊。

10. 医疗机构发现**甲类传染病**时，应当及时采取下列措施：对患者、病原携带者，予以**隔离治疗**，隔离期限根据医学检查结果确定。

11. 患**甲类传染病、炭疽死亡**的，应当将尸体立即进行卫生处理，**就近火化**。

12. 医疗事故的**主体**是**医疗机构及其医务人员**。

13. 发现**甲类传染病和按甲类管理的乙类传染病**患者、病毒携带者或疑似传染病患者时，应在**2小时内上报**；发现**乙类、丙类传染病**患者、病毒携带者或疑似传染病患者时，应于**24小时内上报**。

14. **一级医疗事故**是指造成**患者死亡**、重度残疾的医疗事故。

15. 患者有权复印其门诊病历、住院志、体温单、医嘱单、化验单、医学影像检查资料、特殊检查同意书、手术同意书、手术及麻醉记录单、病理资料、护理记录等。

16. 患者在诊疗活动中受到损害，医疗机构或者其医务人员有过错，由**医疗机构承担赔偿责任**。

17. 医务人员在诊疗活动中应当向患者说明病情和医疗措施。因**抢救生命垂危的患者等紧急情况**，不能取得患者或者其近亲属意见的，**经医疗机构负责人**或者授权的负责人**批准**，可以立即实施相应的医疗措施。

18. 医疗机构及其医务人员应当对**患者的隐私保密**。泄露患者隐私或者未经患者同意公开其病历资料，造成患者损害的，应当**承担侵权责任**。

19. 我国实行**无偿献血制度**，提倡**18周岁至55周岁**的健康公民自愿献血。

20. 国家提倡并指导择期手术的患者**自身储血**。

21. 任何单位或个人**不得歧视**艾滋病病毒感染者、艾滋病患者，要保障其权利。

22. 未经本人或其监护人同意，任何单位或个人**不得公开**艾滋病病毒感染者、艾滋病患者及其家属的有关信息；医疗机构**不得推诿或拒绝**为艾滋病病毒感染者、艾滋病患者治疗其他疾病。

23. 艾滋病病毒感染者和**艾滋病患者**应当履行的义务：将其感染或者发病的事实及时**告知与其有性关系者**；就医时，将其感染或者发病的事实如实告知接诊医生，采取必要的防护措施，防止感染他人；不得以任何方式**故意传播艾滋病**。

24. **人体器官移植**是指摘取人体器官捐献人具有特定功能的**心脏、肺脏、肝脏、肾脏或者胰腺等器官**的全部或者部分，将其植入接受人身体以代替其病损器官的过程。人体**细胞和角膜、骨髓**等人体**组织移植，不属于人体器官移植**。

25. 捐献人体器官，要严格遵循**自愿的原则**。

26. 任何组织或者个人**不得摘取未满 18 周岁公民的活体器官**用于移植。

27. 将组织的职权、职责按照**上下级关系**划分，上级指挥下级，下级听从上级结构，实现**统一指挥**。

28. 对每个部门和个人的工作内容、工作范围、相互关系、**协作方法**等都有**明确规定**。

29. 从上级到下级建立明确的**职责、职权**和联系的正式渠道。

30. 为了**实现职、责、权、利的对应**，要做到职务实在，责任明确，权利恰当，利益合理。

31. 集权是把**权力相对集中**在高层领导者手中，分权是把**权力分配**给每一个管理层和管理者。

32. 各部门的目标与组织的**总目标保持一致**，

各部门或科室的分目标必须服从组织的总目标。

33. 个案护理：由专人负责实施个体化护理，常用于**危重症患者、大手术后**需要特殊护理的患者。护士责任明确，准确掌握患者的病情变化，但所需人力较大，成本高。

34. 功能制护理：**分工明确，工作效率高**，但容易忽略患者的整体护理和需求。

35. 小组护理：由一个或一组护士负责一组患者的护理，**小组中发挥不同层次护士的作用**，但责任不到人，患者缺乏归属感。

36. 责任制护理：由责任护士和相应辅助护士对患者进行整体护理，其特点是：整体性、连续性、协调性、个体化。

37. 系统性整体护理：是以患者和人的健康为中心，以现代护理观为指导，以护理程序为核心，为患者提供心理、生理、社会、文化等全方位的最佳护理，并将护理临床业务和护理管理环节系统化的工作模式。

38. 护理质量标准体系包括：**要素质量、环节质量、终末质量**。

39. 手术室质量标准，严格执行无菌操作规程，无菌手术感染率**小于 0.5%**，三类切口感染有追踪登记制度，有严格的消毒隔离制度，每月定期进行细菌培养，对感染手术严格执行消毒隔离制度。

40. 护理文件书写要**客观、真实、可靠、准确、及时、完整**，执行医嘱时间准确，双人签名。

41. **特级护理**，设**专人 24 小时护理**；一级护理，每 **1 小时**巡视 1 次，密切观察病情变化。

42. 急救物品做到定人保管、定时检查核对、定点安置、定量供应、定期消毒，合格率 **100%**。

43. **护理差错**是指护理活动中，由于责任心不强、工作疏忽、不严格执行规章制度，**违反**医疗卫生管理法律、行政法规、部门规章和诊疗**护理规范、常规**，过失对患者造成直接或间接的影响，**但未造成严重后果，未构成医疗事故的**。

44. 发生护理差错后，当事人应**立即报告护士长**及科室相关领导，护士长应在**24小时内**填写报表**上报护理部**。

45. 护理质量缺陷的控制运用**PDCA**循环护理管理的基本方法，即**P代表计划，D代表实施，C代表检查，A代表处理**。

第二十章 护理伦理

1. 护理伦理的具体原则包括**尊重原则、不伤害原则、公正原则、有利原则**等。

2. 尊重原则的含义是指**尊重患者**自主权利。

3. 尊重原则中最能体现尊重患者自主权的方式是**"知情同意"**。

4. 有利原则是把患者健康利益置于前位。

5. 不伤害原则是指避免患者身心受到伤害。

6. **公正**原则是指每一个社会成员都应具有平等享受卫生资源合理和**公平分配**的权利，享有参与卫生资源的使用和分配的权利。

7. 护士在医疗实践过程中依法应当享有的权利：自主护理权、特殊干涉权、人格尊严和人身安全不受侵犯权、工资福利待遇的保障权，职业卫生防护权、职称晋升学习培训权、获得表彰和奖励权。

8. 依法进行临床护理的义务是护士执业的**根本准则**。

9. 护士对**保护患者隐私**负有义务和责任。

10. 护士的义务包括：遵守医疗卫生法律、法规和诊疗护理规范的义务，正确执行医嘱的义务，如实记录和妥善保管病历的义务，及时救治患者的义务，向患者解释和说明的义务，尊重和保护患者隐私的义务，参与突发公共卫生事件救护的义务。

11. 患者的权利包括：基本医疗权、知情同意权、隐私保密权、医疗监督权、医疗诉讼权、免除社会责任权、被照顾和被探视权、复制个人病历资料权。

12. 患者的义务包括：配合医疗护理的义务、保护和恢复健康的义务，维护医院秩序和遵守医院规章制度的义务、缴纳医疗费用的义务、支持医学教育和科研的义务。

第二十一章　人际沟通

1. 语言沟通是以语言文字为媒介进行沟通；非语言沟通是以表情、眼神、姿势、动作等为媒介进行沟通。

2. 隐秘性：当沟通内容涉及个人隐私时，若有其他无关人员在场，会影响沟通的深度和效果。

3. 社会性是人际关系的基本特点。

4. 护患关系的性质与特点：①帮助系统与被帮助系统的关系；②专业性的互动关系；③治疗性的工作关系；④护士是护患关系后果的主要责任者；⑤实质是满足患者的需要。

5. 护患关系的基本模式：①主动-被动型：此模式的特点是“护士为患者做治疗”，适用于神志不清、休克、痴呆以及某些精神病患者等；②指导-合作型：此模式的特点是“护士告诉患者应该做什么和怎么做”，适用于急性病患者和手术后恢复期的患者；③共同参与型：此模式的特点是“护士积极协助患者进行自我护理”，适用于具有一定文化知识的慢性疾病患者。

6. 护患关系的发展过程　①初始期：工作重点是建立信任关系；②工作期：护士为患者实施治疗护理；③结束期：评价护理目标的完成情况。

7. 影响护患关系的主要因素：信任危机、角色模糊、责任不明、权益影响、理解差异。

8. 影响**护士与患者家属**关系的主要因素：**角色期望冲突、角色责任模糊**、经济压力过重。

9. 影响**医护**关系的主要因素：**角色心理差位、角色压力过重、角色理解欠缺、角色权利争议**。

10. 影响**护际**关系的主要因素：**工作因素、性别因素、管理因素、年资因素**。

11. 尊重是确保沟通顺利进行的**首要原则**。

12. 小组交谈时，最好控制参与人员在**3～7人**，最多不超过20人。

13. 护患交谈的技巧：**倾听、核实、提问、阐释、移情、沉默、鼓励**。

14. 倾听应保持良好的目光接触，用**30%～60%**的时间注视患者的面部。

15. 核实是沟通中的一种反馈机制，通过重述、澄清两种方式进行核实。①**重述**：重复说过的话，以确认；②**澄清**：护士根据自己的理解，将患者一些模棱两可、含糊不清或不完整的陈述描述清楚，与患者进行核实，从而确保信息的准确性。

16. 提问是收集和核对信息的重要方式。①**开放式提问**：所问问题的回答没有范围限制，护士可从中了解患者的真实想法和感受；②**封闭式提问**：问题答案为“是”“不是”，“有”“无”等简单回答。

17. 阐释：**阐述并解释**，使问题更加具体清楚。

18. 移情：从他人的角度**感受、理解**他人的感情，是分享他人的感情。

19. 沉默：表达自己对患者的同情和**支持**；给患者**提供思考**和回忆的**时间**。

20. 非语言沟通的主要特点包括**真实性**、广泛性、持续性、情景性。

21. 护士注视患者，最好是**平视**。与**患儿**交谈时，护士可采取**蹲式、半蹲式或坐位**；与**卧床患者**交谈时，可采取**坐位或身体尽量前倾**。

22. 护士注视患者的部位：以双眼为上线、唇心为下顶角所形成的倒三角区内。

23. 沟通过程中，用 **30%～60%** 的时间注视患者的面部。

24. **触摸**可以**传递**关心、理解、体贴、**安慰**等。

25. 触摸可以作为一种**辅助疗法**，激发人体免疫系统，使人的精神兴奋，**减轻**因焦虑、紧张而加重的**疼痛**，有时还可以**缓解心动过速**、心律不齐等症状。

26. 对待个人的要求是礼仪的基础和出发点；**平等**是礼仪的核心。

27. 护理礼仪的特征：规范性、强制性、综合性、适应性和可行性。

28. 护士仪容礼仪要求：面部清洁，可化淡妆；头发前不过眉，侧不过耳，后不过领。

29. 护士服饰礼仪要求：护士服应清洁、平整、衣扣整齐；**护士鞋要求软底**、坡跟或平跟、防滑，颜色以白色或乳白色为宜；袜子以肉色、白色等浅色（单色）为宜；**工作期间不宜佩戴过多饰物**，如戒指、手链、手镯及各种耳饰等。

30. 站姿：抬头、挺胸、收腹，**平视前方**、嘴唇自然闭合、面带微笑，**两膝和脚跟并拢**，脚尖分开。

31. 坐姿：抬头，**上身挺直**，下颌微收，**目视前方；挺胸立腰**，双肩平正放松；上身与大腿、大腿与小腿均成 **90°；双膝、双脚自然并拢**，平落于地或一前一后；**坐在椅子的前部 1/2 或 2/3 处即可**；双手交叉相握于腹前。

32. 走姿：步态轻盈、稳健，**步幅适中、匀速前进。抢救时可以快步走**。

第二篇　考点速记

第一章　关键词速记

一、“首字”考点

（一）“药物之首”考点

1. 青霉素过敏性休克首选**盐酸肾上腺素**注射。

2. 洋地黄中毒引起的室性心律失常首选**苯妥英钠**。

3. 高血压急症一般情况下首选**硝普钠**。

4. 心房颤动伴心室率快首选**地高辛**。

5. 心绞痛发作期首选**硝酸酯类**药物，如**硝酸甘油**舌下含服。

6. 感染性心内膜炎首选**青霉素**。

7. 救治心搏骤停首选**肾上腺素**。

8. 治疗和预防心室颤动首选**利多卡因**。

9. 抑制胃酸首选**质子泵抑制剂**。

10. 溃疡性结肠炎一般首选药物为**柳氮磺吡啶**。

11. 治疗代谢性酸中毒首选**碳酸氢钠**溶液。

12. 肺炎链球菌肺炎治疗首选**青霉素**。

13. 肺炎支（衣）原体肺炎治疗首选**大环内酯类**，如**红霉素**。

14. 控制哮喘急性发作的首选药为**β_2受体激动**

药，如**沙丁胺醇**，首选**吸入法**。

15. 目前长期抗炎治疗哮喘的首选药为**糖皮质激素吸入**。

16. 目前治疗水痘的首选药物为**阿昔洛韦**。

17. 猩红热治疗首选**青霉素**。

18. 流行性脑脊髓膜炎治疗首选**青霉素**。

19. 大咯血时止血药首选**垂体后叶素**。

20. 丹毒的治疗首选**青霉素**。

21. 急性淋巴管炎和淋巴结炎治疗首选**青霉素**。

22. 急性肾小球肾炎治疗首选**青霉素**。

23. 治疗子痫前期和子痫期的首选解痉药物为**硫酸镁**。

24. 子痫患者控制抽搐首选药物为**硫酸镁**。

25. 硫酸镁中毒首选 **10% 葡萄糖酸钙**。

26. 妊娠合并贫血补充铁剂首选**口服制剂**，在餐后服用。

27. 羊水栓塞解除肺动脉高压首选**罂粟碱**。

28. 控制惊厥，新生儿首选**苯巴比妥**，小儿及成人首选**地西泮**。

29. 新生儿脐炎治疗首选**青霉素**。

30. 容量依赖型高血压首选**利尿药**，肾素依赖型高血压首选**血管紧张素转换酶抑制药**。

31. 原发性肾病综合征治疗首选药物为**糖皮质激素**。

32. 尿路感染首选对**革兰氏阴性杆菌有效**的药物，如**喹诺酮类**。

33. 滴虫阴道炎治疗首选**甲硝唑**，宜用**酸性**灌洗液。

34. 外阴阴道假丝酵母菌病治疗首选**抗真菌**

药，碱性灌洗液首选2%～4%碳酸氢钠。

35. 细菌性阴道病治疗首选甲硝唑，宜用酸性灌洗液。

36. 萎缩性阴道炎治疗首选甲硝唑，宜用酸性灌洗液。

37. 抑郁症药物治疗首选选择性5-羟色胺再摄取抑制剂（SSRIs），如氟西汀等。

38. 焦虑症药物治疗首选苯二氮䓬类抗焦虑药，如地西泮、阿普唑仑等。

39. 强迫症药物治疗时首选氯米帕明（氯丙米嗪）。

40. 失眠症的治疗首选苯二氮䓬类药物。

41. 阿尔茨海默病治疗首选胆碱酯酶抑制剂，如多奈哌齐（安理申）、艾斯能、石杉碱甲（哈伯因）等。

42. 沙门菌属引起胃肠型食物中毒治疗首选喹诺酮类。

43. 破伤风治疗首选的抗生素是青霉素。

44. 抗链球菌首选青霉素；抗风湿首选非甾体抗炎药，常用阿司匹林。

45. 类风湿治疗首选药物是非甾体抗炎药，如阿司匹林。

46. 预防风湿热复发首选苄星青霉素。

47. 治疗系统性红斑狼疮（SLE）的首选药为糖皮质激素。

48. 女性绝经后骨质疏松症的首选用药为雌激素。

49. 慢性髓（粒）细胞白血病化疗首选羟基脲。

50. 慢性再生障碍性贫血治疗首选雄激素。

51. 重型再生障碍性贫血治疗首选免疫抑制剂。

52. 特发性血小板减少性紫癜首选**糖皮质激素**。

53. 降颅内压的首选药为**20% 甘露醇**快速滴入。

54. 甲状腺危象和妊娠甲状腺功能亢进症治疗首选**丙硫氧嘧啶(PTU)**。

55. 永久性甲状腺功能减退症者需终身服药,首选**左甲状腺素(L-T4)**。

56. 痛风急性发作时常首选**秋水仙碱**,不耐受者用**非甾体抗炎药**,如吲哚美辛。

57. 降低颅内压时小儿首选**呋塞米**,成人首选**甘露醇**。

58. 三叉神经痛首选的治疗药物是**卡马西平**。

59. 帕金森病药物治疗首选**左旋多巴制剂**。

60. 癫痫持续状态治疗首选缓慢静脉注射**地西泮**。

(二)“检查之首”考点

1. 首选的灭菌方法是**压力蒸汽灭菌法**。

2. 诊断心肌坏死最特异和敏感的首选指标是**肌钙蛋白 I 或 T**。

3. 肠梗阻首选检查是 **X 线检查**,可见气液平面。

4. 肝胆系统首选检查为 **B 型超声检查**。

5. 急性胰腺炎首选的辅助检查为**血淀粉酶**。

6. 上消化道出血病因诊断的首选检查为**内镜检查**。

7. 羊水量异常的首选检查为 **B 型超声**。

8. 前置胎盘产妇目前最安全、有效的首选检查方法是 **B 型超声检查**。

9. 尿路结石首选检查为**尿路平片**。

10. 尿培养首选**晨尿**。

11. 确诊子宫内膜异位症最佳方法是**腹腔镜检查**；手术治疗首选**腹腔镜**。

12. 目前肝癌定位检查中首选的方法是**B型超声**。

13. 直肠癌最重要的首选检查方法是**直肠指检**。

14. 诊断临床甲亢的首选指标是**血清游离 T_4（FT_4）**、**游离三碘甲腺原氨酸（FT_3）**。

15. 小儿缺氧缺血性脑病首选检查为**头颅B超**，成人缺血性脑病首选**CT**。

16. 肝癌定性首选**甲胎蛋白（AFP）**。

17. 子宫肌瘤首选的检查方法是**B型超声**。

18. 子宫内膜癌首选辅助检查方法是**分段诊断性刮宫**。

19. 宫颈癌首选的确诊方法是**宫颈活组织检查**。

20. 绒毛膜癌治疗方法首选**化疗**。

21. 乳腺癌明确诊断首选检查是**活组织病理检查**。

22. 癫痫检查方法首选**脑电图**。

（三）"治疗之首"考点

1. 心房颤动急性期应首选**同步电复律**。

2. 心室颤动首选**非同步直流电除颤**。

3. 肠套叠首选治疗方法为**空气灌肠**。

4. 葡萄胎清宫术术后避孕首选方法为**阴茎套**。

5. 侵蚀性葡萄胎首选**化疗**。

6. 早期肺癌首选**手术治疗**。

7. 休克型肺炎治疗首先应注意**补充血容量**；体位首选**中凹卧位**。

8. 产后子宫收缩乏力首选治疗方法为按摩子宫和应用缩宫素。

9. 肝癌首选和最有效的方法仍是手术治疗。

10. 治疗宫颈癌的首选方法是手术，适于 I_a～II_a 期的患者。

11. 哺乳期妇女首选工具避孕，如阴茎套或宫内节育器。

二、“最字”考点

（一）“病因之最”考点

1. 造成压疮的最主要因素是垂直压力。

2. 心力衰竭最常见和最主要的诱因是感染，特别是呼吸道感染。

3. 心房颤动最常见的病因是风湿性心脏瓣膜病。

4. 缩窄性心包炎病因以结核性心包炎为最常见。

5. 成人心脏骤停心源性原因以冠心病最多见。

6. 急性阑尾炎最常见的原因是阑尾管腔阻塞。

7. 腹外疝发病的最主要原因是腹壁强度降低。

8. 引起肝性脑病最常见原因是各型肝硬化。

9. 急性梗阻性化脓性胆管炎最常见的梗阻因素是胆管结石。

10. 急性胰腺炎最常见的病因为胆石症。

11. 上消化道出血最常见病因是消化性溃疡。

12. 婴幼儿期支气管扩张最常见的原因是支气管-肺组织感染。

13. 慢性肺源性心脏病病因以慢性阻塞性肺疾病（COPD）最为多见。

14. 肺动脉高压形成的最重要因素是缺氧导

致肺血管收缩，形成肺心病的关键环节是**肺动脉高压**。

15. 流产最常见的病因是**胚胎染色体异常**。

16. 异位妊娠最主要原因是**输卵管炎症**。

17. 妊娠晚期阴道流血最常见的原因是**前置胎盘**。

18. 产后出血的最主要原因是**子宫收缩乏力**。

19. 晚期产后出血最常见的原因是**胎盘、胎膜残留**。

20. 新生儿缺氧缺血性脑病最主要的病因是**围生期窒息**。

21. 尿毒症患者最常见死亡原因是**心力衰竭**。

22. 子宫脱垂最主要的病因是**分娩损伤**。

23. 急性乳腺炎最常见的原因是**乳汁淤积**。

24. 对缺氧最敏感，常最先受损的是**脑、心**。

25. 腰椎管狭窄症最多见的原因是**退行性变**。

26. 白血病出血最主要原因是**血小板减少**。

27. 小儿贫血最常见的原因是缺乏**铁**、**维生素 B_{12}**、**叶酸**等。

28. 导致再生障碍性贫血最常见的药物是**氯霉素**。

29. 颅内压增高最常见的原因是**脑水肿**。

30. 蛛网膜下腔出血最常见的病因为**先天性脑动脉瘤**。

31. 小儿惊厥病因中最常见的是**高热**。

（二）“表现之最”考点

1. 护理程序的最初阶段为**评估**。

2. 最常见的机械性损伤是**负重伤**。

3. 灭菌效果最可靠的监测方法是**生物监测法**。

4. 导致血源性传播疾病的最主要因素是**锐器伤**。

5. 体温一般清晨**2～6时**最低，下午**1～6时**最高。

6. 最常见的缺水类型为**等渗性缺水**。

7. 临终患者通常最后消失的是**听觉**。

8. 青霉素过敏反应最早出现的症状是**呼吸道**症状和**皮肤瘙痒**。

9. 低血钾最早的临床表现为**肌无力**。

10. 窦房结为心脏的正常起搏点，**自律性**最高。

11. 持久性心房颤动最常见的并发症是**动脉栓塞**。

12. 左心衰竭最早出现的是**劳力性呼吸困难**；最典型的是**阵发性夜间呼吸困难**。

13. 洋地黄中毒各种心律失常最常见的是**室早二联律**。

14. 最严重的心律失常是**心室颤动**，相当于心室停搏。

15. 小儿最常见的先天性心脏畸形为**室间隔缺损**。

16. 左向右分流型（潜伏青紫型）先天性心脏病最常见的并发症为**支气管肺炎**；右向左分流型（青紫型）先天性心脏病最常见的并发症为**脑血栓**。

17. 心肌梗死最早、最突出的症状是**疼痛**。

18. 急性心肌梗死患者死亡的主要原因是**室性心律失常**，前24小时内发生率最高。

19. 二尖瓣狭窄最常出现的早期症状是**劳力性呼吸困难**；最重要的体征是心尖部可闻及**舒张期隆隆样**杂音。

20. 二尖瓣关闭不全最重要的体征是心尖部可闻及**收缩期粗糙吹风样**杂音。

21. 主动脉瓣狭窄最重要体征是主动脉瓣区可

闻及响亮、粗糙的收缩期吹风样杂音。

22. 风湿性心瓣膜病最常见的心律失常是心房颤动。

23. 卡托普利最常见的副作用是刺激性干咳。

24. 感染性心内膜炎最常见的症状是发热；动脉栓塞发生率最高的是脑栓塞。

25. 感染性心内膜炎最常见并发症是心力衰竭。

26. 心包积液时最突出的症状是呼吸困难。

27. 坐位时身体前倾、深吸气最为明显的是心包摩擦音。

28. 心脏骤停最为常见的心电图表现是心室颤动或扑动。

29. 消化性溃疡最常见的并发症是出血。

30. 肠梗阻最常见的类型是机械性肠梗阻。

31. 急性阑尾炎最常见的重要体征是右下腹压痛。

32. 直肠肛管周围脓肿最常见的类型是肛门周围脓肿。

33. 肝硬化最突出的临床表现是腹水。

34. 肝硬化最常见的并发症是上消化道出血。

35. 晚期肝硬化最严重的并发症是肝性脑病。

36. 细菌性肝脓肿最常见的早期症状是寒战和高热。最常见的体征为肝区压痛和肝大。

37. 呼吸衰竭最早出现的症状是呼吸困难。缺氧的典型表现是发绀。

38. 呼吸窘迫综合征最早出现的症状是进行性加重的呼吸困难、发绀。

39. 结核性脑膜炎最主要和常见的体征是脑膜刺激征。

40. 骨盆最小平面是**中骨盆平面**。

41. 妊娠最早、最重要的症状是**停经**。

42. 两顶骨隆突间的距离，胎头最大横径为**双顶径**。

43. 临产后最主要的产力是**子宫收缩力**。

44. 分娩后2小时内最常见的并发症是**产后出血**。

45. 最常见的胎位异常是**臀先露**。

46. 慢性肾衰竭最早、最常出现的症状是**食欲减退**、**腹部不适**。

47. 前列腺增生患者最初出现的症状是**尿频**。

48. 无排卵性功能失调性子宫出血临床上最常见症状为**不规则**的子宫出血。

49. 最常见的妄想是**被害妄想**。

50. 精神分裂症最突出的感知觉障碍是**幻觉**，以**幻听**最为常见。

51. 睡眠障碍是抑郁患者最常见症状之一，以**早醒**最多见。

52. 强迫行为最常见的是**强迫检查**和**强迫清洗**。

53. 骨质疏松症最常见、最主要的症状是**疼痛**。

54. 颈椎病最常见的类型是**神经根型**；症状最重的类型是**脊髓型**。

55. 腰椎间盘突出症最明显的是**前屈受限**。

56. 肝癌最常见和最主要的症状为**肝区疼痛**。

57. 胰头癌最主要的症状和体征是**进行性黄疸**。

58. 结肠癌最早出现的症状是**排便习惯**和**粪便性状改变**。

59. 肾癌和膀胱癌最早出现的症状是**无痛性血尿**。

60. 葡萄胎最常见的症状是停经后**阴道流血**。

61. 慢性髓细胞白血病最突出体征为**脾大**。

62. 颅内原发性肿瘤最为常见的是**神经胶质瘤**。

63. 在各型肺癌中预后最差的是**小细胞癌**(未分化小细胞癌)。

64. 贫血表现皮肤黏膜苍白,最明显的是**口唇**、**甲床**。

65. 甲状腺术后最危急的并发症是**呼吸困难**和**窒息**。

66. 颅内压增高最常见的症状是**头痛**。

67. 脑挫裂伤最突出的症状是**意识障碍**。

(三)"检查之最"考点

1. 诊断心律失常最重要的一项无创性检查是**心电图**。

2. 发现心肌缺血、诊断心绞痛最常用的检查方法是**心电图**。

3. 先天性心脏病和心脏瓣膜病最具有诊断价值的检查是**超声心动图**。

4. 心肌梗死患者出现最早、恢复最早的酶是**肌酸磷酸激酶**。

5. 诊断菌血症和感染性心内膜炎的最有价值的方法是**血培养**。

6. 下肢静脉曲张最主要的因素是**静脉壁薄弱**和**静脉瓣缺陷**。

7. 下肢静脉曲张最可靠的诊断方法是**下肢静脉造影**。

8. 慢性胃炎最可靠的确诊方法是**胃镜**及**活组织检查**。

9. 对于诊断早期肝性脑病、亚临床肝性脑病最有价值的是**简易智力测验**。

10. 确诊呼吸衰竭及分型最有意义的指标是**动脉血气分析**。

11. 在肝功能检测中最为常用的是**丙氨酸氨基转移酶(ALT)**。

12. 确诊甲型肝炎最主要的标记物是**血清抗-HAV-IgM**。

13. 反映HBV感染最直接、最特异和最灵敏的指标是**乙型肝炎病毒脱氧核糖核酸(HBV DNA)**和**DNAP**。

14. 确诊中毒性细菌性痢疾最直接的证据是分离出**痢疾杆菌**。

15. 确诊肺结核最特异的方法是**痰结核分枝杆菌**检查。

16. 感染时选择抗生素最理想的依据是行**血培养**并做**药敏试验**。

17. 诊断异位妊娠输卵管破裂最简单可靠的方法是**阴道后穹窿穿刺术**。

18. 化脓性骨髓炎血细菌培养，要在**寒战**、**高热**时取血，最好在应用**抗生素之前**取血。

19. 诊断大肠癌最有效、可靠的方法是**内镜**检查+**活组织病理**检查。

20. 膀胱癌最重要的检查手段是**膀胱镜**检查。

21. 确定子宫颈癌前病变和宫颈癌最可靠的方法是**宫颈**和**宫颈管活体组织**检查。

22. 颅内肿瘤目前最常用的辅助检查是**CT**和**MRI**。

23. 诊断子宫内膜癌最可靠的方法是**分段诊断性刮宫**。

24. 反映甲状腺功能最敏感的指标是**血清TSH**

浓度的变化。

25. 营养不良最突出的表现是**血清蛋白浓度降低**。

（四）“治疗之最”考点

1. 感染性心内膜炎最重要的治疗措施是**抗微生物药物**治疗。

2. 只适用于食管-胃底静脉曲张破裂出血，最有效的紧急止血措施是**三腔管压迫止血**。

3. 胆道蛔虫病驱虫最好在**症状缓解期**进行。

4. 胆石症手术时机最好在**急性发作后缓解期**为宜。

5. 防治哮喘最有效的方法是**脱离变应原**。

6. 当前控制哮喘最有效的抗炎药物是**糖皮质激素**。

7. 对预防运动和过敏原诱发的哮喘最有效的是**色甘酸钠**。

8. 抢救 ARDS 最重要的措施是**迅速纠正缺氧**。

9. 为阻断母婴传播乙型肝炎，对新生儿最适宜的预防方法是应用**乙肝疫苗**+**高效价乙肝免疫球蛋白注射**。

10. 艾滋病最为关键的治疗是**抗病毒**治疗。

11. 预防肺结核传染最主要的措施是**控制传染源**。

12. 肺结核患者最简便有效的处理痰液的方法是**痰吐在纸上用火焚烧**。

13. 有机磷中毒抗胆碱药中最常用的药物为**阿托品**。

14. 创伤后预防破伤风最有效、最可靠的方法是**彻底清创**和**注射 TAT**。

15. 目前治疗肝癌最有效的方法是**肝切除术**。

16. 血友病最有效的治疗方法是**替代治疗**。

17. 预防缺碘性地方性甲状腺肿最有效的措施是**补充碘盐**。

18. 超重的 2 型糖尿病患者最适合的药物是**双胍类**。

19. 煎药容器中最常用的是**砂锅**。

（五）"部位之最"考点

1. 压疮最常发生于**骶尾部**。

2. 测量脉搏最常用的部位为**桡动脉**。

3. 肌内注射法（IM/i.m.）最常用的是**臀大肌**。

4. 2 岁以下婴幼儿最好选用**臀中肌**，**臀小肌**注射。

5. 心脏的正常起搏点为**窦房结**。

6. 风湿性心瓣膜病最常受累的是**二尖瓣**，其次是**主动脉瓣**。

7. 心肺复苏按压部位为**胸骨中下 1/3** 交界处。

8. 气胸引流一般在前胸壁**锁骨中线第 2 肋**间隙，血胸则在**腋中线与腋后线间第 6 或第 7 肋**间隙。

9. 肠套叠最多见的部位是**回盲部**。

10. 疝内容物最为多见的是**小肠**，**大网膜**次之。

11. 异位妊娠中最常见的是**输卵管妊娠**。

12. 输卵管妊娠最易发生的部位**壶腹部**。

13. 腰椎间盘突出症的好发部位多在**腰 4～5** 间隙和**腰 5～骶 1** 间隙。

14. 胃溃疡多见于**胃角**、**胃窦**和**胃小弯**。

15. 十二指肠溃疡好发于**球部**。

16. 消化性溃疡并发大出血最易发生在**十二指肠球部后壁**。

17. 溃疡性结肠炎好发于**直肠**和**乙状结肠**。

18. 内痔好发于直肠下端截石位 **3、7、11 点**。

19. 肋骨骨折以**4～7肋**骨折最为常见。

20. 腰椎间盘突出好发于**腰4～5**与**腰5～骶1**间隙。

21. 食管癌好发于**中胸段**。

22. 胃癌好发于**胃窦部**。

23. 胰腺癌好发于**胰头部**。

24. 肾癌最常见的转移部位是**肺**。

25. 子宫颈癌的好发部位是宫颈外口**柱状上皮与鳞状上皮**交界处。

26. 绒毛膜癌最常见的转移部位是**肺**。

27. 白血病**胸骨下端**局部压痛较为常见。

28. 急性血源性骨髓炎好发于长骨的**干骺端**。

29. 骨肉瘤好发于长管状骨的**干骺端**。

30. 颅内肿瘤发病部位最多的是**大脑半球**。

31. 乳腺癌好发于乳房**外上象限**。

32. 痛风急性关节炎最常见的部位是**单侧跖趾**及**第1跖趾关节**。

33. 脑出血最常见的部位是**内囊**。

（六）"时间之最"考点

1. 清除胃内毒物洗胃效果最好是在**6小时内**。

2. 心肌梗死心肌再灌注最好在**3～6小时内**。

3. 患有心脏病的孕妇最危险的时期是妊娠**32～34周**、**分娩期**及**产后的最初3天**内。

4. 髋关节脱位后复位最好在**24小时内**。

（七）"顺序之最"考点

1. 住院期间病历排列首先是**体温单**、**医嘱单**；出院病历排列首先是住院**病历首页**，**医嘱单**、**体温单**置于最后。

2. 为患者脱衣服，先**近侧**后**远侧**；如有外伤，先**健肢**后**患肢**；为患者穿衣服，先**远侧**后**近侧**，先**穿**

患肢后穿健肢。

3. 为女患者导尿术初步消毒：原则→由上至下、由外向内；顺序→阴阜、两侧大阴唇、两侧小阴唇、尿道口至肛门。

4. 为女患者导尿术再次消毒：原则→由上向下、由内向外；顺序→尿道口、两侧小阴唇、尿道口。

5. 超声波雾化吸入器开机时，先开电源开关，再开雾量开关；关机时，先关雾量开关，再关电源开关。

6. 药物吸收顺序依次为：静脉>吸入>舌下含服>直肠给药>肌内注射>皮下注射>口服>皮肤。

7. 如同时服用多种药物，应最后服用止咳糖浆。

8. 如同时抽取几个种类的血标本，注入顺序：先注入血培养瓶，再注入抗凝管，最后注入干燥管。

9. 吸痰时先吸净口腔咽喉的分泌物后，再吸气管内分泌物；如患者为气管切开，应先吸气管切开处，再吸口咽部分泌物。

10. 停用氧气时，先拔出鼻导管，再关闭总开关，放完余氧，最后关闭流量开关。

11. 医嘱的处理原则：先急后缓，先临时后长期，先执行后抄写。

12. 病室报告书写的顺序：出院、转出、死亡、新入院、转入、手术、分娩、危重等顺序书写。

13. 伤口换药顺序：先清洁伤口、再污染伤口、最后感染伤口。

14. 皮下脂肪硬肿发生的顺序：小腿→大腿外侧→下肢→臀部→面颊→上肢→全身。

15. 皮下脂肪消耗的顺序依次是腹部、躯干、臀部、四肢，最后是面部。

16. 冬眠低温疗法：先静脉滴注**冬眠药物**，待患者进入冬眠状态，方可开始**物理降温**。停止治疗时先停**物理降温**，再逐渐停用**冬眠药物**。

（八）“途径之最”考点

1. 尿路感染最常见的感染途径是**上行感染**。

2. 细菌性肝脓肿最主要的入侵途径和最常见病因是**胆道系统**。

3. 急性乳腺炎主要途径是**乳头破损或皲裂**使细菌沿淋巴管入侵。

4. 食管癌的主要转移途径是**淋巴转移**。

5. 胃癌主要转移途径是**淋巴转移**。

6. 大肠癌主要的转移途径是**淋巴转移**。

三、“病原体”考点

1. 心脏瓣膜病最常见的病因为**A组乙型溶血性链球菌**感染。

2. 猩红热的致病菌是**A组乙型溶血性链球菌**。

3. 急性肾小球肾炎由**A组乙型溶血性链球菌**感染引起的免疫复合物性肾小球肾炎。

4. 风湿热是由于**A组乙型溶血性链球菌**感染后发生的一种全身结缔组织病。

5. 疖和痈致病菌以**金黄色葡萄球菌**为主。

6. 甲沟炎和脓性指头炎致病菌主要为**金黄色葡萄球菌**。

7. 化脓性骨髓炎致病菌最多见的是**金黄色葡萄球菌**。

8. 新生儿脐炎常见**金黄色葡萄球菌**。

9. 急性感染性心内膜炎主要由**金黄色葡萄球菌**引起。

10. 亚急性感染性心内膜炎最常见由**草绿色链**

球菌感染引起。

11. 急性蜂窝织炎致病菌多为**溶血性链球菌**，其次为**金黄色葡萄球菌**。

12. 急性淋巴管炎和淋巴结炎致病菌主要是**乙型溶血性链球菌**、**金黄色葡萄球菌**。

13. 急性乳腺炎多为**金黄色葡萄球菌**感染所致，少数为**链球菌**感染。

14. 细菌性肝脓肿最常见致病菌为**大肠埃希菌**和**金黄色葡萄球菌**。

15. 尿路感染最多见的是**大肠埃希菌**。

16. 鹅口疮为**白念珠菌**（白假丝酵母菌）感染所致。

17. 外阴阴道假丝酵母菌病主要由**白假丝酵母菌**引起。

18. 扩张型心肌病与**柯萨奇病毒B**感染最为密切。

19. 病毒性心肌炎与**柯萨奇病毒B**感染密切相关。

20. 肺结核是**结核分枝杆菌**引起的肺部慢性传染性疾病。

21. 结核性脑膜炎是**结核分枝杆菌**侵犯脑膜所引起的炎症。

22. 疱疹性口炎由**单纯疱疹病毒**感染所致。

23. 溃疡性口炎主要由**链球菌**、**金黄色葡萄球菌**、**肺炎链球菌**等感染引起。

24. 慢性胃炎和消化性溃疡最主要的病因是**幽门螺杆菌**感染。

25. 小儿腹泻最为常见的感染是**轮状病毒**。

26. 细菌性肺炎最常见的病原菌是**肺炎链球菌**；最多见的病毒是**呼吸道合胞病毒**。

27. 流行性感冒是**流感病毒**引起的急性呼吸道

感染。

28. 麻疹是由**麻疹病毒**引起的急性呼吸道传染病。

29. 水痘是由**水痘 - 带状疱疹病毒**引起的急性传染病。

30. 流行性腮腺炎是由**腮腺炎病毒**引起的急性呼吸道传染病。

31. 艾滋病是由**人类免疫缺陷病毒(HIV)**所引起的传染病。

32. 流行性乙型脑炎是由**乙型脑炎病毒**引起的急性传染病。

33. 细菌性痢疾是由**志贺菌属**引起的肠道传染病。

34. 流行性脑脊髓膜炎是由**脑膜炎球菌**引起的急性化脓性脑膜炎。

35. 产褥感染以**厌氧菌**为主。

36. 滴虫阴道炎是由**阴道毛滴虫**引起。

37. 破伤风由**破伤风杆菌**经体表破损处侵入人体组织，产生毒素引起感染。

38. 职业损伤生物性因素最危险的、最常见的是**艾滋病**病毒、**乙型肝炎**病毒和**丙型肝炎**病毒。

四、"典型"考点

1. 静脉炎的典型表现为沿静脉走向出现**条索状红线**。

2. 左心衰竭最典型的临床表现是**阵发性夜间呼吸困难**。

3. 急性肺水肿的典型表现为**咳粉红色泡沫样痰**。

4. 心绞痛典型的特点是**阵发性胸痛**或**心前区**

不适。

5. 主动脉瓣狭窄典型的三联征是劳力性呼吸困难、心绞痛、晕厥。

6. 纤维蛋白性心包炎的典型体征是心包摩擦音。

7. 下肢静脉曲张最典型表现为下肢可见迂曲扩张静脉团。

8. 胃溃疡的疼痛典型节律为进食 - 疼痛 - 缓解。

9. 十二指肠溃疡患者疼痛典型节律为疼痛 - 进食 - 缓解。

10. 溃疡性结肠炎最主要症状是腹泻，典型者呈黏液脓血便。

11. 金黄色葡萄球菌肠炎典型大便为暗绿色。

12. 急性阑尾炎典型表现为转移性右下腹痛。

13. 典型的腹外疝由疝环、疝囊、疝内容物和疝外被盖组成。

14. 胆管炎的典型症状：急腹痛、寒战高热和黄疸，称为 Charcot 三联征。

15. 急性梗阻性化脓性胆管炎的典型表现为腹痛、寒战高热、黄疸、休克和神经精神症状。

16. 肠扭转时可见典型的鸟嘴征，肠套叠时可见杯口征。

17. 肺炎链球菌肺炎典型表现起病多急骤，高热、寒战，呈稽留热。典型者在发病 2～3 天时咳铁锈色痰。

18. 支气管扩张典型表现：慢性咳嗽和大量脓性痰；反复咯血；反复肺部感染。

19. 支气管扩张 X 线检查典型者可见不规则的蜂窝状透亮阴影或沿支气管的卷发状阴影。

20. 典型肺气肿体征为：**桶状胸**、**语颤减弱**、叩诊**过清音**、听诊**呼吸音减弱**、**呼气延长**。

21. 支气管哮喘典型表现为反复发作性**伴有哮鸣音的呼气性呼吸困难**。

22. 流行性感冒典型的临床症状是：**急起高热**、**全身疼痛**、**显著乏力和轻度呼吸道症状**。

23. 结核性脑膜炎的典型改变是**糖和氯化物均降低**。

24. 急性肾小球肾炎典型表现为**水肿**、**血尿**、**高血压**及**肾功能受累**。

25. 膀胱结石的典型症状：**排尿突然中断**，**改变体位尿可继续排出**。

26. 前列腺增生典型的表现是**进行性排尿困难**。

27. 滴虫阴道炎典型的白带是**稀薄泡沫样**。

28. 外阴阴道假丝酵母菌病典型白带是**凝乳**、**豆渣样**。

29. 细菌性阴道病典型的白带是**均匀一致稀薄白带**。

30. 萎缩性阴道炎典型的白带是**稀薄黄色脓性或血性**。

31. 精神分裂症紧张型的典型表现是**紧张性木僵**和**紧张性兴奋**两种状态。

32. 狂犬病典型者**见水**、**饮水**、听**流水声**甚至仅提及**饮水**时，均可引起严重咽喉肌痉挛。

33. 热射病典型表现为**高热**、**无汗**、**意识障碍**“三联征”。

34. 气管、支气管异物的一个典型症状是**阵发性**、**痉挛性咳嗽**。

35. 桡骨远端伸直型骨折（Colles 骨折）典型的

畸形表现是侧面观“**餐叉样**”畸形，正面观“**枪刺样**”畸形。

36. 风湿热典型的关节炎呈**游走性**、**多发性**，同时**侵犯数个大关节**。

37. 系统性红斑狼疮（SLE）典型症状是**面部出现蝶形红斑**。

38. 食管癌中、晚期的典型症状为**进行性吞咽困难**。

39. 子宫内膜癌典型症状为**绝经后阴道流血**。

40. 糖尿病典型症状为**多尿**、**多饮**、**多食**和**体重下降**，即“三多一少”。

41. 小儿维生素D缺乏性手足搐搦症典型的临床表现为**惊厥**、**喉痉挛**和**手足搐搦**。

42. 颅内压增高的典型表现是**头痛**、**呕吐**和**视盘水肿**。

43. 小脑幕切迹疝典型的临床表现为**进行性意识障碍**，患侧瞳孔最初有短暂的**缩小**，以后逐渐**散大**，**直接或间接对光反射**消失。

44. 硬脑膜外血肿典型的意识障碍是伤后昏迷有“**中间清醒期**”。

五、“特征性”考点

1. 左心衰竭的特征性体征是**交替脉**。

2. 右心衰竭的特征性体征是**肝颈静脉回流征阳性**。

3. 慢性肺淤血的特征性表现是**Kerley B线**。

4. 急性左心衰竭特征性表现为突发严重**呼吸困难**，咳**大量粉红色泡沫痰**。

5. 肝性脑病的特征性体征为**扑翼样震颤**。

6. 上消化道出血特征性表现为**呕血与黑便**。

7. 绞窄性病变特征性表现为**黏液血便**或**腹部局限性固定性浊音**。

8. 慢性肺源性心脏病早期特征性表现为**肺动脉瓣区第二心音亢进**。

9. 急性呼吸窘迫综合征的特征性临床表现是**进行性呼吸困难**和**顽固性低氧血症**。

10. 流行性脑脊髓膜炎败血症期特征性表现为**皮肤黏膜瘀点瘀斑**。

11. 脓性指头炎特征性的表现是**搏动性跳痛**。

12. 急性乳腺炎的特征性表现是**乳房脓肿形成**。

13. 精神分裂症的特征性症状是**被动体验**。

14. 精神分裂症具有的特征性幻听是**评论性**幻听和**命令性**幻听。

15. 抑郁症患者特征性的睡眠障碍是**早醒**。

16. 乳腺癌的特征性体征是**酒窝征**。

17. 缺铁性贫血特征性表现有**异食癖**和**反甲**。

18. 甲状腺功能亢进特征性表现是**心动过速**。

19. 甲状腺功能亢进特征性体征：甲状腺**上下极可触及震颤**，并听到**血管杂音**。

20. 糖尿病酮症酸中毒特征性表现为**呼吸深快**并有**烂苹果味**。

21. 痛风的特征性临床表现是**痛风石**。

22. 小儿维生素D缺乏性手足搐搦症特征性表现是**手足搐搦**。

23. 蛛网膜下腔出血特征性表现为**脑膜刺激征阳性**。

24. 急性炎症性脱髓鞘性多发性神经病运动障碍最具特征性的表现是**四肢对称性弛缓性瘫痪**。

六、"否定"考点

1. 昏迷患者禁忌**漱口**。

2. 枕后、耳郭、阴囊处、心前区、腹部、足底禁忌**冷疗**。

3. 妊娠、急腹症、严重心血管疾病、消化道出血等患者，禁忌**灌肠**。

4. 禁忌用**清水**清洁灌肠。

5. 若患者误服强酸或强碱等腐蚀性药物，禁忌**洗胃**。

6. 肝硬化伴食管 - 胃底静脉曲张、近期曾有上消化道出血、胃穿孔的患者，禁忌**洗胃**。

7. 应用洋地黄类绝对禁忌证为**洋地黄中毒或过量者**。

8. 对诊断尚未明确的急腹症患者，禁用**吗啡**、**哌替啶**；禁忌**灌肠**和**热水袋热敷**、禁用**泻药**。

9. 血友病禁忌使用抑制血小板聚集的药物，如**阿司匹林**、**双嘧达莫**等。

10. 肝性脑病患者禁用**肥皂水**灌肠。

11. 充血性心力衰竭和水钠潴留的患者，禁用**0.9% 氯化钠**溶液灌肠。

12. 支气管哮喘和心动过缓禁用 **β 受体拮抗剂**。

13. 颅内出血、神志障碍、慢性肺部疾病时禁用**吗啡**。

14. 肥厚型心肌病禁用**硝酸酯类**和**洋地黄类**药物。

15. 肝性脑病和肝性脑病先兆禁用**吗啡**等。

16. 胆道疾病和胰腺炎禁用**吗啡**。

17. 冠心病、高血压、孕妇者禁用**垂体后叶素**止血治疗。

18. 麻疹高热患儿禁用**酒精擦浴**、**冷敷**。

19. 水痘患儿禁用**阿司匹林**和**糖皮质激素**。

20. 先兆流产孕妇禁止**性生活**，禁用**肥皂水灌肠**。

21. 不协调性子宫收缩乏力可酌情给镇静剂，禁用**缩宫素**。

22. 孕20周前禁用**甲硝唑**。

23. 乳腺癌及子宫内膜癌禁用**雌激素**。

24. 敌百虫禁用**2% 碳酸氢钠**洗胃。

25. 对硫磷忌用**1∶5 000 高锰酸钾**溶液洗胃。

26. 大肠癌禁用**高压灌肠**。

27. 放射性碘禁用于**妊娠哺乳妇女**、**肝肾功能差**、**活动性结核**等。

28. 甲状腺危象高热时可作药物或物理降温，禁用**阿司匹林**。

29. 出血性脑血管疾病头痛剧烈禁用**吗啡**与**哌替啶**。

30. 扩张型心肌病易发生洋地黄中毒，故应慎用**洋地黄**。

31. 消化性溃疡忌用或慎用对胃黏膜有损害的药物，如**阿司匹林**、**吲哚美辛**、**糖皮质激素**等。

32. 肝性脑病不用或慎用**镇静安眠药**、**麻醉药**。

33. 碱中毒时要慎用**谷氨酸钾**或**谷氨酸钠**。

34. 呼吸系统疾病烦躁不安、失眠患者，慎用**镇静剂**，以防引起呼吸抑制。

35. 新生儿破伤风要慎用**镇静解痉药物**。

36. 颈椎病脊髓型禁用**推拿按摩法**。

37. 对妊娠期甲亢患者，禁用 **^{131}I 治疗**，慎用**普萘洛尔**，产后如需继续服药，不宜**哺乳**。

38. 甲状腺功能减退症慎用**安眠**、**镇静**、**止痛**、**麻醉**等药物。

39. 痛风患者慎用抑制尿酸排泄的药物如**噻嗪类利尿药**等。

40. 患者如有青霉素过敏史，应禁止做**过敏试验**。

41. 青霉素皮试结果阳性者禁止使用**青霉素**。

42. 补钾时禁止**静脉推注钾**。

43. 产褥期禁止**盆浴**及**性生活**。

44. 葡萄胎清宫术后禁止**性生活 1 个月**，以防止感染。

45. 活动性消化性溃疡、消化道出血禁忌**非甾体抗炎药**。

46. 脑血栓患者头部禁止使用**冰袋及冷敷**。

47. 宫内节育器取出术禁止**性生活**和**盆浴 2 周**。

48. 人工流产术 1 个月内禁止**盆浴**、**性生活**。

七、"数字"考点

（一）"时间——秒"考点

1. 每次吸痰时间**<15** 秒。

2. 判断心跳、呼吸骤停过程要求在 **10 秒内**完成。

3. 所有人工呼吸均应持续吹气 **1 秒以上**。

（二）"时间——分钟"考点

1. 病室应定时开窗通风，每次 **30 分钟**左右。

2. 一般海拔每增高 300m，煮沸时间延长 **2 分钟**。

3. 口腔测温法和直肠测温法时间均为 **3 分钟**；腋下测温法 **10 分钟**。

4. 脉搏异常或危重患者应测脉搏 **1 分钟**。

5. 降温灌肠时，应保留**30分钟**后再排出，排便后隔**30分钟**再测量体温并记录。

6. 肛管排气法保留肛管一般不超过**20分钟**。

7. 药物过敏试验**20分钟**后观察结果。

8. 取回的血制品在室温下放置**15～20分钟**后再输入，一般应在**4小时内**输完。

9. 心绞痛疼痛持续时间一般在**3～5分钟内**。

10. 一般在循环停止**4～6分钟**大脑将发生不可逆的损害。

11. 口炎涂药后嘱患儿闭口**10分钟**。

12. 早期倾倒综合征患者进餐后平卧**20分钟**。

13. 使用止血带止血一般每隔**0.5~1小时**放松**2～3分钟**，其使用时间一般**不超过4小时**。

14. 血友病使用冷沉淀物时，应在37℃温水中**10分钟内**融化。

15. 癫痫持续状态和惊厥持续状态是指一次发作持续**30分钟以上**。

（三）"时间——小时"考点

1. 一级护理每**1小时**巡视患者一次；二级护理每**2小时**巡视患者一次；三级护理每**3小时**巡视患者一次。

2. 长期备用医嘱的有效期在**24小时以上**。

3. 临时备用医嘱的有效期在**12小时以内**，且只在必要时执行1次，过期未用即失效。

4. 一般每**2小时**翻身一次，经常更换体位以预防压疮。

5. 幽门梗阻患者洗胃宜在饭后**4～6小时**或空腹时进行。

6. 抢救医嘱须在抢救结束后**6小时内**据实补齐。

7. 床垫、床褥、棉胎、枕芯用紫外线灯照射消毒或日光下曝晒**6小时**。

8. 无菌持物钳（镊）干燥存放应每**4小时**更换一次。

9. 已打开的无菌溶液有效期为**24小时**。

10. 已打开的无菌包有效期为**24小时**。

11. 铺好的无菌盘有效期为**4小时**。

12. 使用一次性口罩不得超过**4小时**。

13. 未污染的无菌包有效期为**7天**。

14. 软组织损伤**48小时内**禁忌热敷。

15. 大量不保留灌肠应保留**5~10分钟**，保留灌肠应保留**1小时以上**，降温灌肠应保留**30分钟**。

16. 连续输液超过**24小时**应每日更换输液器；留置针一般可保留**3~5天**，最长不超过**7天**。

17. 如氧浓度高于60%，持续时间超过**24小时**，则会发生氧中毒。

18. 硝普钠用药时间不宜连续超过**24小时**。

19. 急性心肌梗死室性心律失常**24小时内**发生率最高。

20. 鹅口疮患儿宜用2%碳酸氢钠溶液清洁口腔，以餐后**1小时**为宜。

21. 一般在上消化道出血后**24~48小时内**行急诊内镜检查。

22. 肺源性心脏病**24小时**不间断吸氧。

23. 流行性感冒抗病毒治疗应在发病**48小时内**使用。

24. 新生儿出生后**24小时内**立即接种乙肝疫苗。

25. PPD试验注射后**48~72小时**测量皮肤硬结的直径。

26. 巨大肾结石碎石后患侧卧位**48～72小时**。

27. 第三产程结束后，产妇在产房内观察**2小时**。

28. 胎膜早破破膜**12小时**预防性应用抗生素。

29. 初产妇超过**20小时**为潜伏期延长。

30. 宫颈扩张速度**<0.5cm/h**为活跃期延长。

31. 未实施硬膜外麻醉，第二产程延长为第二产程初产妇超过**3小时**、经产妇超过**2小时**尚未分娩者。

32. 总产程超过**24小时**者为滞产。

33. 总产程不足**3小时**为急产。

34. 产后**4小时**排尿，鼓励早期下床活动。

35. 伤后**6～8小时**内是清创缝合的最佳时机。

36. 休克是烧伤后**48小时内**造成患者死亡的主要原因。

37. 子宫动脉栓塞化疗术后保留尿管**24小时**，穿刺点加压包扎**6小时**，插管侧下肢制动**24小时**。

38. 脑出血的护理最初**24～48小时**避免搬动，发病**24小时内**禁食。

39. 发生护理差错后，护士长应在**24小时内**填写报表上报护理部。

40. 脊髓灰质炎疫苗冷开水送服或含服，服药前后**1小时内**禁饮热水。

41. 甲类传染病和按照甲类管理的乙类传染病患者、病原携带者或疑似传染病患者时，应在**2小时内**报告发病地的卫生防疫机构。

42. 乙类、丙类传染病患者、病原携带者或疑似传染病患者时，应于**24小时内**报告发病地的卫生防疫机构。

（四）"时间——天"考点

1. 留观室留观时间一般为**3～7天**。

2. 潜血试验饮食，在试验前**3天**禁食肉类、动物血和肝脏、含铁剂药物及绿色蔬菜。

3. 潜血试验按常规留取粪便的时间是**第4天**。

4. 甲状腺 ^{131}I 试验饮食，在检查前**14天**，禁食含碘高的食物。

5. 亚急性感染性心内膜炎已用抗生素者做培养，应停药**2～7天**后采3次以上的静脉血。

6. 为防止肛门狭窄，术后**5～10天内**可用示指扩肛。

7. 尿路感染宜在用抗生素前或停药**5天**后收集清洁中段尿做尿培养。

8. T形引流管在拔除前需要夹管**1～2天**。

9. 子宫颈癌术后保留尿管**7～14天**。

10. 急性胰腺炎胃肠减压，禁食禁水**3～5天**。

11. 肺炎球菌肺炎抗生素治疗首选青霉素，疗程一般为**5～7天**或在退热后**3天**停药。

12. 排卵的时间一般为下次月经来潮前的**14天**左右。

13. 足月儿出生后**1天**、早产儿连续**3天**肌内注射维生素 K_1，预防出血。

14. 对有大肠吻合口的手术后患者，手术后**7～10日内**严禁灌肠。

15. 放置宫内节育器和取出宫内节育器于月经干净后**3～7日**进行。

16. 肾部分切除术后患者应卧床休息**3～5天**，以防出血。

（五）“时间——周”考点

1. 妊娠 $6\sim13^{+6}$ 周、$14\sim19^{+6}$ 周、$20\sim23^{+6}$ 周、$24\sim27^{+6}$ 周、$28\sim31^{+6}$ 周、$32\sim36^{+6}$ 周各一次，37~41 周则**1周**检查一次。

2. 宫颈内口松弛者可于妊娠**12～16周**行宫颈内口环扎术。

3. 产后**6周**检查完毕，生殖器官已复原的情况下，恢复性生活。

4. 若**30周**后仍为臀先露，采取膝胸卧位校正。

5. 人工流产术适于妊娠**14周**内终止妊娠，其中负压吸引术适用于妊娠**10周以内**者。

6. 钳刮术适用于妊娠**10～14周**者。

7. 药物流产适用于妊娠**7周**者，年龄小于40岁，排除异位妊娠。

8. 早产儿动脉导管未闭可于生后**1周内**使用吲哚美辛（消炎痛）以促进导管关闭。

9. 糖化血红蛋白可反映取血前**8～12周**血糖的总水平。

10. 蛛网膜下腔出血患者应绝对卧床**4～6周**。

11. 发热或近**1周内**腹泻频繁的小儿严禁服用脊髓灰质炎减毒活疫苗糖丸。

（六）"时间——月"考点

1. 阑尾周围脓肿患者出院后**3个月**，后可行阑尾切除术。

2. 腹外疝术后**3个月内**避免重体力劳动。

3. 缺铁性贫血疗程至血红蛋白正常后**2个月**左右停药。

（七）"时间——年"考点

1. 子宫破裂者**2年内**不宜再次妊娠。

2. 乳癌患者**5年内**避免妊娠。

3. 葡萄胎清宫术术后应坚持避孕**1年**。

4. 宫内节育器于绝经**1年**后取出。

5. 护士首次执业注册应当自通过护士执业资格考试之日起**3年内**提出执业注册申请。

6. 护士注册有效期为**5年**。

7. 护士变更注册后其执业许可期限也为**5年**。

（八）“温度”考点

1. 一般病室适宜的温度为**18～22**℃。

2. 婴儿室、手术室、产房为**22～24**℃。

3. 早产儿病室**24～26**℃。

4. 新生儿沐浴室**26～28**℃。

5. 中暑病室**20～25**℃。

6. 淋浴和盆浴要求水温为**40～45**℃，或以皮肤温度为准。

7. 床上擦浴水温为**50～52**℃，或按个人习惯。

8. 乙醇擦浴浓度25%～35%，温度**30**℃左右。

9. 热水袋的水温为**60～70**℃。

10. 对婴幼儿、老年人、昏迷、末梢循环不良、麻醉未清醒、感觉障碍等患者，热水袋的水温应调至**50**℃以内。

11. 热水坐浴水温**40～45**℃，时间15～20分钟。

12. 灌肠溶液温度为**39～41**℃，降温灌肠时温度为**28～32**℃，中暑患者用**4**℃的0.9%氯化钠溶液。

（九）“浓度”考点

1. 新生儿鼻导管吸氧氧流量**0.5～1**L/min。

2. 新生儿面罩给氧（浓度<40%）氧流量**2～4**L/min。

3. COPD、肺心病、Ⅱ型呼吸衰竭氧流量**1～2**L/min。

4. 慢性心力衰竭氧流量**2～4**L/min。

5. 有机磷中毒氧流量**4～5**L/min。

6. CO中毒面罩吸氧**5～10** L/min或高压氧舱。

7. 如氧浓度高于 **60%**，持续时间超过 **24 小时**，则会发生氧中毒。

8. 急性左心衰竭，氧流量 **6～8**L/min 加入 **20%～30%** 乙醇湿化。

9. 头发打结时用 **30%** 乙醇湿润后再梳顺。

10. 乙醇拭浴浓度 **25%～35%**。

11. 按摩背部及受压部位皮肤乙醇浓度 **50%**。

12. 消毒皮肤乙醇浓度 **75%**。

13. 燃烧法灭菌乙醇浓度 **95%**。

14. 静脉炎抬高患肢并制动，可在局部用 **95%** 乙醇或 **50% 硫酸镁**进行湿敷。

（十）“毫升”考点

1. 24 小时尿量超过 **2 500ml** 称为多尿。

2. 24 小时尿量少于 **400ml** 或每小时尿量少于 **17ml** 称为少尿。

3. 24 小时尿量少于 **100ml** 或 12 小时内无尿称为无尿或尿闭。

4. 膀胱高度膨胀且极度虚弱的患者，第一次放尿量不得超过 **1 000ml**。

5. 使用硫酸镁注意事项：膝反射必须存在；呼吸不少于 **16 次/min**；尿量每 24 小时不少于 **400ml** 或每小时不少于 **17ml**。

6. 当腹水量超过 **1 000ml** 叩诊有移动性浊音。

7. 腹水时限制盐在 **1～2g/d**，进水量限制在 **1 000ml/d** 左右。

8. 肝硬化腹腔穿刺一次放腹水**不超过 3 000ml**。

9. 心包穿刺术前准备第一次抽液量不宜超过 **200ml**。

10. 心包引流者待心包引流液 **<25ml/d** 时拔除导管。

11. 洗胃液每次灌入量以**300～500ml**为宜。

12. 每次鼻饲量不超过**200ml**，间隔时间不少于**2小时**；鼻饲液温度为**38～40℃**。

13. 凡在妊娠任何时期内羊水量超过**2 000ml**者，称羊水过多。

14. 足月妊娠时羊水量少于**300ml**，称羊水过少。

15. 一次放羊水量不应超过**1 500ml**。

16. 人工呼吸器使用时挤压的频率为**10次/min**，每次挤压进入**500～1 000ml**气体。

17. 少量咯血为**<100ml/d**；中量咯血为**100～500ml/d**；大量咯血为**>500ml/d**或1次咯血量**>100ml**。

18. 小量血胸为**<500ml**、中等量血胸为**500～1 500ml**和大量血胸为**>1 500ml**。

19. 胸膜腔闭式引流出血量大于每小时**200ml**，并持续**3小时**以上为进行性血胸的表现。

20. 上消化道大量出血指在数小时内失血量**>1 000ml**或循环血量的**20%**。

21. 胎儿娩出后**24小时内**出血量超过**500ml**者为产后出血。

22. 一般血培养取血**5ml**，亚急性细菌性心内膜炎患者应取血**10～20ml**。

（十一）"厘米"考点

1. 铺备用床时移开床旁桌，距床约**20cm**，移床旁椅至床尾正中，距床尾约**15cm**。

2. 如在床中部铺橡胶单和中单，上端距床头**45～50cm**。

3. 头低足高位床尾垫高**15°～30°**。

4. 头高足低位床头垫高**15°～30°**。

5. 浸泡无菌持物钳(镊),消毒液液面需浸没轴节以上 **2~3cm** 或镊子 1/2 处。

6. 直肠测温法时润滑肛表水银端,将其轻轻插入肛门 **3~4cm**。

7. 鼻饲法成人插管长度 **45~55cm**。

8. 当胃管插至咽喉部 **10~15cm** 时嘱患者做吞咽动作。

9. 昏迷患者当胃管插入 **10~15cm** 时,将患者头部托起,使其下颌靠近胸骨柄以增大咽部通道的弧度,顺利通过食管口。

10. 红外线灯头距离治疗部位为 **30~50cm**。

11. 为女患者导尿,导尿管轻轻插入尿道 **4~6cm**,见尿流出后再插入 **5~7cm**。

12. 为男患者导尿,导尿管轻轻插入尿道 **20~22cm** 左右,见尿液流出后再插入 **2cm**。

13. 使用双腔气囊导尿管时,插入导尿管后,见尿再插入 **5~7cm**。

14. 大量不保留灌肠时挂灌肠筒于输液架上,液面距肛门 **40~60cm**。

15. 小量不保留灌肠筒内液面距肛门的距离应低于 **30cm**。

16. 大量不保留灌肠和小量不保留灌肠肛管轻轻插入直肠 **7~10cm**。

17. 保留灌肠肛管轻轻插入直肠 **15~20cm**。

18. 肛管排气法润滑肛管前端后轻插入直肠 **15~18cm**。

19. 为伤寒患者灌肠时液面距肛门不得超过 **30cm**。

20. 消毒注射部位皮肤直径应在 **5cm** 以上。

21. 静脉注射和静脉输液法时在穿刺部位的上

方约 6 ~ 8cm 处扎紧止血带。

22. 静脉留置针输液时在穿刺点上方 10cm 处扎止血带。

23. 检查有无大动脉搏动，先触及气管正中部位然后向旁滑移 2 ~ 3cm。

24. 成人胸外心脏按压频率为 100~120 次 /min，按压深度至少 5cm，但避免超过 6cm。

25. 新生儿胸外按压 90 次 /min（每按压 3 次，正压通气 1 次），按压深度为胸廓前后径的 1/3。

26. 子宫峡部在非孕期长约 1cm，临产时其长度可达 7 ~ 10cm。

27. 骨盆入口平面前后径平均值约为 11cm。

28. 骨盆入口平面斜径平均值约为 12.75cm。

29. 骨盆入口平面横径平均值约为 13cm。

30. 中骨盆平面前后径平均值约为 11.5cm。

31. 中骨盆平面盆横径平均值约为 10cm。

32. 妊娠足月胎儿的脐带长约 30 ~ 100cm。

33. 从临产规律宫缩开始至宫口扩张 6cm 称为潜伏期。

34. 毒蛇咬伤后立即在伤口的近心端 10cm 用止血带或布带等环形结扎。

35. 对抗牵引一般床脚抬高 15 ~ 30cm 以对抗牵引力量。

36. 化脓性骨髓炎引流时滴入瓶高于床面 60 ~ 70cm，引流瓶低于床面 50cm。

37. 经腹直肠癌切除术适用于距肛缘 5cm 以上的直肠癌。

38. 婴儿营养不良腹部皮下脂肪厚度轻度为 0.8 ~ 0.4cm；中度为 <0.4cm；消失为重度。

39. 脑室外引流，引流管要高于侧脑室平面

10～15cm，以维持正常的颅内压。

40. 新生儿出生时身长平均为 **50cm**；1 周岁时达到 **75cm**；2 周岁时达到 **85cm**。

41. 婴儿出生时前囟约为 **1.5～2.0cm**，1～1.5 岁时应闭合。

（十二）“频率”考点

1. 妊娠 18～20 周，孕妇开始自觉胎动，每 **2 小时≥10 次**。

2. 2 小时胎动 **<10 次**或胎心监护异常、胎盘功能减退需立即终止妊娠。

3. 妊娠 18～20 周，用听诊器经孕妇腹壁可听到胎心音，每分钟 **110～160 次/min**。

4. 患儿发生惊厥，静脉缓慢注射或滴注稀释的 10% 葡萄糖酸钙。心率 **<80 次/min**，应暂停注射。

5. 正常时窦房结产生冲动的频率为 **60～100 次/min**，节律规则，称为窦性心律。

6. 正常成人脉率为 **60～100 次/min**。成人脉率 **>100 次/min**，称速脉；**<60 次/min**，称缓脉。

7. 在安静状态下，正常成人呼吸频率为 **16～20 次/min**，成人呼吸频率 **>24 次/min** 为呼吸增快，**<12 次/min** 为呼吸缓慢。

（十三）“定量”考点

1. 蛋白尿 **>150mg/24h**。

2. 慢性肾炎必有的临床表现是蛋白尿，尿蛋白定量常在 **1～3g/d**。

3. 肾病综合征临床表现为大量蛋白尿，尿蛋白定量 **>3.5g/d**。

4. 子痫前期轻度尿蛋白 **≥0.3g/24h 或（+）**。

5. 子痫前期重度 **≥2.0g/24h**。

（十四）“滴速”考点

1. 输液速度一般成人**40～60滴/min**，儿童**20～40滴/min**。

2. 心力衰竭、肺心病**20～30滴/min**。

3. 硝酸甘油（心梗或心绞痛）**8～15滴/min**（正常浓度）。

4. 失血性休克至少**60滴/min**。

5. 柔红霉素、高三尖杉酯碱类可引起心肌及心脏传导损害，滴速应**<40滴/min**。

6. 调节输血速度：开始宜慢，应少于**20滴/min**；观察10～15分钟，如无不良反应，成人一般为**40～60滴/min**，老人及儿童酌情减少。

（十五）“比值”考点

1. 人体缓冲系统以HCO_3^-/H_2CO_3最为重要，其比值保持于**20∶1**。

2. 胸外心脏按压与人工呼吸之比均为**30∶2**。

3. 呼吸功能锻炼呼与吸时间比例为**2∶1～3∶1**。

（十六）“压力”考点

1. 手提式压力蒸汽灭菌：压力**103～137kPa**，温度**121～126℃**，经**20～30分钟**达灭菌效果。

2. 测量血压松开气门，使水银柱缓慢下降，速度为**4mmHg/s**（0.533kPa/s）。

3. 吸痰时负压调节为成人**40～53.3kPa**，小儿**<40kPa**。

4. 氧气筒内氧气不可用尽，压力表指针降至**0.5MPa**时，即不可再用。

（十七）“角度”考点

1. 中凹卧位患者头胸抬高**10°～20°角**，下肢抬高**20°～30°角**。

2. 血压测量完毕，将血压计向右倾斜<u>45°角</u>时关闭水银槽开关。

3. 男患者导尿术左手持无菌纱布包住并提起阴茎，使之与腹壁成<u>60°</u>（使耻骨前弯消失，以利插管）。

4. 进针角度　皮内注射：<u>5°</u>；皮下注射：<u>30°～40°</u>，不宜超过<u>45°</u>；肌内注射：<u>90°</u>；静脉注射：<u>15°～30°</u>。

5. 新生儿颅内出血抬高头肩部<u>15°～30°</u>，使患儿侧卧位或头偏向一侧。

6. 软组织闭合性创伤局部制动，抬高患肢<u>15°～30°</u>，以减轻肿胀和疼痛。

7. 颅内压增高患者严格卧床休息，采取床头抬高<u>30°</u>的斜坡卧位。

8. 化脓性脑膜炎绝对卧床休息，床头抬高<u>15°～30°</u>。

（十八）"含量"考点

1. 青霉素皮试液：每毫升含青霉素<u>500U</u>。

2. 链霉素皮试液：每毫升含链霉素<u>2 500U</u>。

3. 破伤风抗毒素皮试液：每毫升含破伤风抗毒素<u>150IU</u>。

4. 普鲁卡因皮试液：每毫升含普鲁卡因<u>2.5mg</u>。

5. 细胞色素C皮试液：每毫升含细胞色素C<u>0.75mg</u>。

6. 10%和15%氯化钾溶液，均不能直接应用，须稀释成<u>0.15%～0.3%</u>浓度的溶液静脉滴注，含钾溶液不能静脉推注。

（十九）"字母"考点

1. 护理诊断的陈述包括三个要素：P<u>问题</u>、S<u>症</u>

状或体征、E 相关因素，又称 PSE 公式。

2. 护理记录单书写时采用 PIO 格式记录，即 P 患者的健康问题，I 护理措施，O 护理后的效果。

3. 护理质量缺陷的控制运用 PDCA 循环护理管理的基本方法，即 P 计划，D 实施，C 检查，A 处理。

(二十)"公式"考点

1. 氧浓度和氧流量的换算：**氧浓度(%)=21+4×氧流量(L/min)**

2. 已知输入液体的总量与预计输完所用的时间，计算每分钟滴数

$$每分钟滴数=\frac{液体总量（ml）\times 滴系数（滴/ml）}{输液时间（分钟）}$$

3. 已知输入液体的总量与每分钟滴数，计算输完液体所用的时间

$$输液时间（h）=\frac{液体总量（ml）\times 滴系数（滴/ml）}{每分钟滴数（滴/min）\times 60（分钟）}$$

4. 2 岁以后：小儿收缩压 =**(年龄 ×2+80)mmHg** 或**(年龄 ×0.27+10.67)kPa**，小儿的舒张压 =**收缩压 ×2/3**

5. 预产期(EDC)：从末次月经的**第 1 天**算起，月份**减 3** 或**加 9**，日数**加 7**

6. 基础代谢率(BMR)简易计算公式：BMR%=**脉压+脉率－111**

7. 老年人运动后最适宜的心率(次/min)=**170－年龄**

八、"穿刺引流"考点

(一)"容量"考点

1. 心包穿刺术第一次抽液量不宜超过 **100～**

200ml。

2. T形管引流胆汁引流一般每天约**300～700ml**。

3. 胃癌术后24小时内从胃管引出的暗红色或咖啡色液体，一般不超**300ml**。

4. 肝癌手术后当日可从肝旁引流管引流出血性液体**100～300ml**。

5. 直肠肛管周围脓肿切开引流者，当脓液变稀、引流量小于**50ml/d**时，可考虑拔管。

6. 颅内压增高脑室外引流量每日不超过**500ml**为宜。

7. 食管癌术后胸腔闭式引流，若每小时引流量超过**200ml**或4ml/(kg·h)，连续**3小时**，应考虑有活动性出血。

8. 对全肺切除术后所置的胸腔引流管每次放液量不宜超过**100ml**。

（二）"体位"考点

1. 肝脓肿穿刺引流时置患者于**半卧位**。

2. 胸腔闭式引流时患者**半卧位**。

（三）"夹闭"考点

1. 心包穿刺术抽液时随时**夹闭**胶管防止气体进入心包腔。

2. T形管拔管前先在饭前、饭后各**夹管1小时**，拔管前**1～2天**全日夹管，如无腹胀、腹痛、发热及黄疸等症状，可予拔管。

3. 直肠癌根治术术后拔导尿管前先试行**夹管**，每**4～6小时**或患者有尿意时开放。

4. 颅内压增高和脑疝脑室外引流拔管前应**夹管1～2天**，观察无颅内压增高症状可以拔管。拔管时先**夹闭**引流管，以免管内液体逆流入颅内引起感染。

5. 胸腔闭式引流拔管前需夹闭引流管24小时，若病情稳定方可拔管。拔管时挤压引流管后夹闭，嘱患者深吸一口气屏住再拔管。

6. 耻骨上膀胱造瘘拔管前需先夹闭此管，观察患者排尿情况良好后再拔除膀胱造瘘管。

7. 直肠癌根治术后，导尿管拔管前先试行夹管。

（四）"拔管"指征

1. 心包穿刺术后待心包引流液 **<25ml/d** 时拔除导管。

2. 肝脓肿穿刺引流术当脓腔引流液少于 **10ml** 时，可拔除引流管。

3. 直肠肛管周围脓肿切开引流者，定时冲洗脓腔，保持引流通畅。当脓液变稀、引流量小于 **50ml/d** 时，可考虑拔管。

4. 持续放置三（四）腔管出血停止后，放出囊内气体，继续观察24小时，未再出血可考虑拔管。

（五）"高度"考点

1. 胸腔闭式引流水封瓶应置于患者胸部水平下 **60～100cm**。

2. 胸腔闭式引流的装置：长管应在水面下 **3～4cm**，正常的水柱上下波动 **4～6cm**，若波动停止，表明该系统有堵塞或肺已完全膨胀。

3. 颅内压增高和脑疝脑室外引流管高于侧脑室平面 **10～15cm**，以维持正常的颅内压。

4. 化脓性骨髓炎引流时，滴入瓶高于床面 **60～70cm**，引流瓶低于床面 **50cm**。

5. 颅内肿瘤手术后创腔引流瓶（袋）放置于头旁枕上或枕边，高度与头部创腔保持一致。

（六）“留管”时间

1. 甲状腺术后放置橡皮片或引流管者，一般引流持续**24～48小时**。

2. 卵巢癌术后保留尿管**2～3天**。

3. 颅内肿瘤手术后创腔引流瓶（袋）引流放置**3～4天**。

4. 间断应用气囊压迫一般以**3～4天**为限，继续出血者可适当延长。

5. 前列腺增生开放手术，耻骨后引流管术后**3～4天**待引流量很少时拔除。

6. 耻骨上前列腺切除术后**7～10天**拔出导尿管。

7. 耻骨后前列腺切除术术后**3～4天**拔出导尿管。

8. 前列腺增生术术后**10～14天**，排尿通畅时拔除膀胱造瘘管。

9. 大肠癌一般骶前引流管放置**1～2周**。

10. 胰腺癌腹腔引流一般需放置**5～7天**。

11. 膀胱挫伤或早期较小的膀胱破裂，留置导尿管持续通畅引流尿液**7～10天**。

12. 耻骨上膀胱造瘘拔管时间，一般留置**14天**左右。

13. 闭合性尿道损伤如试插导尿管成功，应留置导尿管**7～14天**作为支架。

14. T形管一般术后**10～14天**。

15. 回肠膀胱术后**14～21天**拔除输尿管引流管和回肠膀胱引流管。可控膀胱术后**8～10天**拔除肾盂输尿管引流管，**12～14天**拔除贮尿囊引流管，**2～3**周拔除输出道引流管，训练自行排尿。

16. 胃肠减压一般留至**胃肠蠕动恢复**。

17. 子宫颈癌手术术后保留尿管**1～2周**。

18. 直肠癌根治术术后，导尿管一般放置**1～2周**。

19. 颅内压增高和脑疝脑室外引流时间一般为**1周**，开颅术后脑室引流不超过**3～4天**。

20. 胰腺癌术后胆管引流需**2周**左右；胰管引流在**2～3周**后可拔除。

（七）"其他"考点

1. T形管护理沐浴时应采取**淋浴**的方式，并用塑料薄膜覆盖引流伤口处。

2. 持续放置三（四）腔管**24小时后**应放气数分钟，再注气加压。

3. 乳腺癌手术术后皮瓣下引流管做持续**负压**吸引。

4. 对全肺切除术术后所置的胸腔引流管一般呈**钳闭**状态。

5. 胸腔闭式引流时搬运患者和更换引流瓶时，先用**两把止血钳**双重夹住胸腔引流管。

6. 急性乳腺炎引流条应放在**脓腔最低部位**，必要时另加切口做对口引流。

7. T形管如有阻塞，可用手**由近向远**挤压引流管或用少量无菌生理盐水缓慢冲洗，切勿用力推注。

第二章 诊断公式速记

一、循环系统疾病患者的护理

1. 慢性左心衰竭 = 呼吸困难 + 心率增快 + 交替脉 + 两肺底湿啰音

2. 慢性右心衰竭 = 水肿 + 颈静脉怒张 + 肝颈静脉回流征阳性 + 肝大和压痛

3. 急性左心衰竭 = 突发严重呼吸困难 + 粉红色泡沫痰 + 端坐呼吸 + 湿啰音和哮鸣音

4. 窦性心动过速 = 窦性 **P 波** +**100 ~ 150** 次 /min+P-P 间隔<**0.6** 秒

5. 窦性心动过缓 = 窦性 **P 波** + 频率<**60** 次 /min+P-P 间隔>**1.0** 秒

6. 房性期前收缩 =**P 波**提前出现 + 形态与窦性 **P 波**略不同 +**QRS 波**形态正常

7. 室性期前收缩 =**QRS 波**提前出现 + 宽大畸形 +QRS 波前无 **P 波**

8. 心房颤动 = 风湿性心脏病 +**f** 波 + 第一心音强弱不等 + 心律绝对不规则 + 脉搏短绌

9. 心室颤动 = 意识丧失 + 心跳呼吸停止 + 心音消失 + 脉搏触不到 + 血压测不到 +P-QRS-T 波消失

10. 房间隔缺损 = 第 **2 ~ 3** 肋间杂音 + 生长发育落后 + 易呼吸道感染

11. 室间隔缺损 = 第 **3～4** 肋间杂音 + 生长发育落后 + 易**呼吸道感染**

12. 动脉导管未闭 = 第 **2** 肋间杂音 + 生长发育落后 + 易**呼吸道感染**

13. 法洛四联症 = 第 **2～4** 肋间杂音 + **青紫** + **蹲踞**现象 + **缺氧**发作

14. 高血压 = 收缩压**≥140**mmHg+（或）舒张压**≥90**mmHg

15. 心绞痛 = 阵发性**胸痛或心前区不适** +**3～5 分钟内** +ST 段下移**≥0.1**mV+ **休息或含服硝酸甘油**可缓解

16. 心肌梗死 = 持久**胸骨后剧烈疼痛** + 休息和含服硝酸甘油**不能缓解** +ST 段**弓背向上抬高** + **病理性** Q 波

17. 二尖瓣狭窄 = **呼吸困难** + 心尖舒张期**隆隆样杂音** + **二尖瓣**面容 + 心房颤动 + **梨形**心

18. 二尖瓣关闭不全 = 无症状或呼吸困难 + 心尖区响亮、粗糙的**吹风样全收缩期杂音**

19. 主动脉瓣狭窄 = **呼吸困难** + **心绞痛** + **晕厥** + 主动脉瓣区响亮、粗糙的**收缩期**吹风样杂音

20. 主动脉瓣关闭不全 = 胸骨左缘第 **3、4** 肋间舒张期叹气样杂音 + **脉压**增大 + **水冲脉** + **毛细血管搏动征**阳性 + 靴形心

21. 急性感染性心内膜炎 = **金黄色葡萄球菌** + 发热 + 杂音 + **周围体征**

22. 亚急性感染性心内膜炎 = **草绿色链球菌** + 发热 + 杂音 + **周围体征**

23. 扩张型心肌病 = **柯萨奇 B** 病毒 + **心腔**扩大 + **心肌收缩力**减弱 + **心力衰竭**

24. 肥厚型心肌病 = **心室和室间隔**肥厚 + 心腔

变小+劳力性呼吸困难+胸痛+晕厥+猝死

25. 病毒性心肌炎=柯萨奇B病毒+心悸+心动过速+心律失常+心肌酶增高

26. 纤维蛋白性心包炎=心前区疼痛+心包摩擦音

27. 下肢静脉曲张=大隐静脉+酸胀、沉重、乏力+扩张、隆起和迂曲

28. 血栓闭塞性脉管炎=足背动脉搏动减弱或消失+间歇性跛行+静息痛+坏疽或溃疡

29. 心脏骤停=心音消失+大动脉搏动消失+血压测不出+意识丧失

二、消化系统疾病患者的护理

1. 鹅口疮=白念珠菌+大量抗生素或激素+白色凝乳块

2. 慢性胃炎=幽门螺杆菌+上腹痛或嗳气+食欲减退

3. 胃溃疡=幽门螺杆菌+进食后0.5~1小时疼痛+进食-疼痛-缓解

4. 十二指肠溃疡=幽门螺杆菌+进食后2~3小时疼痛+疼痛—进食—缓解

5. 溃疡性结肠炎=腹泻+黏液脓血便+疼痛-便意-便后缓解

6. 小儿腹泻=大便次数增多+大便性状改变

7. 肠梗阻=腹痛+呕吐+腹胀+肛门停止排气排便

8. 粘连性肠梗阻=手术+腹痛+呕吐+腹胀+停止肛门排气排便

9. 肠扭转=青壮年+饱食+剧烈运动+突发脐周剧烈绞痛

10. 肠套叠 =**2 岁**以内 + **回盲**部 + 剧烈腹痛 + **果酱样血**便

11. 绞窄性肠梗阻 = **持续剧烈**腹痛 + 阵发性加重 + **血性黏液样**粪便

12. 急性阑尾炎 = 转移性**右下腹疼痛** + **右下腹固定**压痛 + 发热

13. 斜疝 = **儿童及青壮**年 + 可进**阴囊** + 压住深环**不再突出**

14. 直疝 = 老年人 + 不进**阴囊** + 压住深环**仍可突出**

15. 内痔 = **无痛性**便血 + **痔块**脱出

16. 血栓性外痔 = **肛门**剧痛 + 红色或暗红色**硬结**

17. 肛瘘 = **疼痛** + 瘘口**排脓** + 发热 + 肛周**瘙痒** + 扪及**条索状瘘管**

18. 肛门周围脓肿 = **持续性跳痛** + 波动感

19. 肝硬化 = 乙型肝炎 + **假小叶** + 食欲减退 + **肝掌和蜘蛛痣** + **脾大** + **腹水** + 食管胃底静脉曲张

20. 细菌性肝脓肿 = **寒战、高热** + **肝区**疼痛 + **肝大** + 穿刺抽出**脓液**

21. 肝性脑病 = 肝硬化 + **上消化道出血** + 意识障碍 + **扑翼样震颤** + **血氨**增高

22. 胆囊炎 = 饱餐、进油腻食物 + **右上腹绞痛** + **Murphy 征**阳性

23. 急性梗阻性化脓性胆管炎 = **腹痛** + 寒战高热 + **黄疸** + **休克** + 神经精神症状

24. 胆道蛔虫病 =“**钻顶样**”绞痛 + **轻微腹部**体征

25. 胆囊结石 = 饱餐、进油腻食物 + **胆绞痛** + 放射至**右肩或右背**

26. 胆管炎 = **腹痛** + 寒战高热 + **黄疸**

27. 急性胰腺炎 = **胆道**疾病 + **酗酒和暴饮暴食** + 剧烈腹痛 + **带状**放射 + 血清和尿**淀粉酶**升高

28. 上消化道出血 = **呕血** + **黑便**

29. 慢性便秘 = **排便次数**少 + **排便**困难 + 粪便干结

三、呼吸系统疾病患者的护理

1. 急性感染性喉炎 = **犬吠样**咳嗽 + 声音**嘶哑** + 吸气性**喉鸣** + 发热 + 昼**轻**夜**重**

2. 急性支气管炎 = 阵发性**咳嗽** + 发热 + **不固定**的干湿啰音

3. 肺炎链球菌肺炎 = 寒战高热 + **稽留热** + 胸痛 + **铁锈色**痰

4. 腺病毒肺炎 = 腺病毒 + **喘憋** + 呼吸困难

5. 肺炎支原体肺炎 = **刺激性干咳** + 血清冷凝集试验**阳性**

6. 金黄色葡萄球菌肺炎 = **中毒症状**明显 + **脓胸、脓气胸**

7. 毛细支气管炎 = **喘息** + 三凹征 + 气促

8. 支气管扩张 = 慢性**咳嗽** + 大量**脓痰** + 反复**咯血** + **固定而持久的**局限性湿啰音 + **蜂窝状**或**卷发状**阴影

9. 慢性支气管炎 = **咳嗽** + **咳痰** + **喘息**

10. 肺气肿 = 逐渐加重的**呼气性呼吸困难** + **桶状胸** + **过清音** + **呼气音**延长

11. 支气管哮喘 = 过敏原 + 呼气性**呼吸困难** + **哮鸣音**

12. 慢性肺源性心脏病 =COPD+ **肺动脉**高压 + **右心室**肥厚 + **右心**衰竭

13. 闭合性气胸＝胸闷＋**胸痛**＋气促和**呼吸困难**＋气管向**健侧**移位＋叩诊呈**鼓音**

14. 开放性气胸＝空气经伤口**自由出入**＋呼吸困难＋**纵隔扑动**＋胸部**吸吮**伤口

15. 张力性气胸＝极度**呼吸困难**＋**皮下气肿**

16. 损伤性血胸＝气管向**健侧移位**＋伤侧叩诊**浊音**＋胸穿抽出**血性液体**

17. 呼吸衰竭＝**呼吸困难**＋**发绀**＋PaO_2 **<60mmHg**+$PaCO_2$**>50mmHg**

18. 急性呼吸窘迫综合征＝**呼吸窘迫**＋顽固性**低氧血症**＋氧合指数**<300mmHg**

四、传染病患者的护理

1. 流行性感冒＝急起高热＋**全身疼痛**＋显著乏力＋轻度**呼吸道症状**

2. 麻疹＝发热＋**麻疹黏膜**斑＋淡红色斑丘疹＋**疹间**皮肤正常

3. 水痘＝皮疹**向心性分布**＋分批**出现**

4. 流行性腮腺炎＝**腮腺**肿大＋**食酸性食物**胀痛加剧

5. 乙型肝炎＝食欲减退＋**厌油**＋巩膜皮肤**黄染**＋**HBsAg**阳性

6. 艾滋病＝青壮年＋**性接触**传播＋**$CD4^+$/$CD8^+$**比值<1.0

7. 流行性乙型脑炎＝**人畜**共患＋**蚊虫**传播＋**高热**＋**惊厥**＋颅内高压＋呼吸衰竭

8. 猩红热＝皮疹＋疹间无正常皮肤＋**帕氏**线＋**口周苍白**圈＋**杨梅**舌

9. 中毒性细菌性痢疾＝痢疾杆菌＋**黏液脓血**便

10. 流行性脑脊髓膜炎 = 皮肤黏膜**瘀点、瘀斑** + **脑膜刺激征**阳性

11. 肺结核 = **午后低热** + **盗汗** + **消瘦** + 咳嗽咳痰 + 咯血

12. 结核性脑膜炎 = **脑膜刺激征**阳性 + 脑脊液**糖和氯化物**降低

五、皮肤及皮下组织疾病患者的护理

脓性指头炎 = **搏动性跳痛** + 患肢**下垂**时加重。

六、妊娠、分娩和产褥期疾病患者的护理

1. 流产 = 妊娠不满 28 周 + **停经** + **腹痛** + 阴道**流血**

2. 先兆流产 = 停经后少量**阴道流血** + 轻微**下腹痛** + 宫口**未开** + 子宫大小**与孕周相符** + 胎膜未破

3. 难免流产 = 流血量**增多** + **下腹痛**加重 + 宫口**扩张** + 组织堵塞**宫口**

4. 不全流产 = 部分妊娠物**已排出** + 部分**残留在宫腔**

5. 完全流产 = 妊娠物**全部排出** + **腹痛**消失 + **阴道流血**停止

6. 早产 = 妊娠满 28 周至不满 37 足周之间 + **子宫收缩** + 阴道**血性**分泌物

7. 妊娠期高血压疾病 =BP **≥140/90**mmHg+ **抽搐**

8. 异位妊娠 = **停经** + **撕裂样**腹痛 + 阴道流血 + 晕厥与休克 + 阴道后穹窿穿刺抽出**不凝固血**

9. 胎盘早剥 = 妊娠**晚期** + 持续性**腹痛** + 阴道**出血** + 子宫**板样硬** + 子宫大于妊娠月数

10. 前置胎盘 = 无**诱因** + 无**痛性** + 反复**阴道流血**

11. 胎儿窘迫＝**胎心音**改变＋**胎动**异常或消失＋**羊水胎粪**污染＋羊水过少

12. 胎膜早破＝阴道**流出较多液体**＋pH>**6.5**＋**羊齿叶状**结晶

13. 产后出血＝娩出后**24小时内**＋出血量超过**500**ml

14. 子宫破裂＝病理性**缩复环**＋下腹部**压痛**＋**胎心率**改变＋**血尿**＋撕裂样剧痛

七、新生儿和新生儿疾病的护理

1. 新生儿缺氧缺血性脑病＝围生期**窒息**＋**意识改变**＋**肌张力**变化

2. 新生儿颅内出血＝**颅内压**增高＋脑脊液均匀**血性**

3. 生理性黄疸＝足月儿<**221**μmol/L＋早产儿<**257**μmol

4. 新生儿寒冷损伤综合征＝**寒冷**、**早产**、低体重＋体温**低于35℃**＋皮肤**硬肿**

5. 新生儿脐炎＝**红肿**＋分泌物＋发热

6. 新生儿低血糖＝血糖<2.2mmol/L＋喂养困难＋**颤抖震颤**

7. 新生儿低钙血症＝肌肉抽动及震颤＋**手足搐搦**＋**喉痉挛**

八、泌尿生殖系统疾病患者的护理

1. 急性肾小球肾炎＝**血尿**＋**水肿**＋高血压

2. 慢性肾小球肾炎＝**蛋白尿**＋血尿＋高血压＋**水肿**＋肾功能损害

3. 肾病综合征＝**大量蛋白尿**（>3.5g/d）＋低**蛋白血症**＋水肿＋高**脂血症**

4. 慢性肾衰竭 = 慢性肾炎 + 尿比重低 + 蜡样管型 + 血肌酐、尿素氮增高

5. 肾输尿管结石 = 疼痛 + 活动后血尿

6. 膀胱结石 = 排尿突然中断 + 改变体位可继续排尿

7. 尿道结石 = 急性尿潴留 + 会阴部剧痛

8. 尿路感染 = 大肠埃希菌 + 女性 + 尿频、尿急、尿痛 + 白细胞管型 + 尿培养

9. 前列腺增生 = 尿频 + 进行性排尿困难 + 尿潴留

10. 外阴炎 = 外阴瘙痒 + 疼痛 + 红肿 + 烧灼感

11. 滴虫阴道炎 = 泡沫状白带增多 + 外阴瘙痒

12. 外阴阴道假丝酵母菌病 = 抗生素、雌激素 + 干酪样或豆渣样白带

13. 细菌性阴道病 = 白带鱼腥臭味

14. 萎缩性阴道炎 = 雌激素降低 + 白带稀薄淡黄色或血性

15. 无排卵性功能失调性子宫出血 = 青春期与绝经过渡期 + 不规则子宫出血

16. 有排卵性功能失调性子宫出血 = 生育年龄妇女 + 月经量增多 + 月经周期间出血

17. 痛经 = 青春期 + 月经前后或月经期 + 下腹疼痛

18. 围绝经期综合征 = 不规则子宫出血 + 潮红、潮热

19. 子宫内膜异位症 = 继发性痛经 + 进行性加重 + 腹腔镜检查

20. 子宫脱垂 = 肿物自阴道中脱出 + 压力性尿失禁 + 尿潴留

21. 急性乳腺炎 = 初产妇 + 乳汁淤积 + 疼痛 +

红肿+发热+穿刺**抽到脓液**

九、精神障碍患者的护理

1. 抑郁症=**情绪**低落+**兴趣**缺乏+乐趣丧失+自杀+**早醒**+晨**重**暮**轻**

2. 焦虑症=**惊恐**发作+广泛性**焦虑**+自主神经功能紊乱

3. 强迫症=**强迫症状**+焦虑痛苦+反强迫却无效

4. 睡眠障碍=**失眠**+极度关注**失眠结果**+苦恼或社会功能受损

5. 癔症=**心理社会**因素+**解离性**障碍+**分离性**障碍+社会功能受损

6. 阿尔茨海默病=**记忆**减退+**智力**损害+人格改变+意志减退+无意识障碍

十、损伤、中毒患者的护理

1. 浅Ⅱ度烧伤=表皮**生发层**及真皮**乳头**层+**水疱大小不一**+**疼痛**剧烈

2. 深Ⅱ度烧伤=真皮层+**水疱小**+**痛觉**迟钝

3. Ⅲ度烧伤=**无水疱**+蜡白或焦黄+**痛觉**消失

4. 肝破裂=**右上腹**+腹痛+腹腔内出血+腹穿抽到**不凝固血**

5. 脾破裂=**左上腹**+腹痛+腹腔内出血+腹穿抽到**不凝固血**

6. 穿孔=腹痛+**腹膜刺激征**阳性+**膈下游离气体**+肠鸣音**消失**+肝浊音界**缩小**

7. 一氧化碳中毒=**煤炉**+意识障碍+口唇呈**樱桃色**

8. 有机磷中毒＝瞳孔**缩小**＋**大蒜味**＋流涎＋呼吸衰竭

9. 酒精中毒＝乙醇或酒类饮料＋**兴奋**＋**共济失调**＋昏迷

10. 热衰竭＝体温**基本正常**＋虚脱或循环衰竭

11. 热痉挛＝**腓肠肌**痉挛＋体温**多正常**

12. 热射病＝**高热**＋**无汗**＋意识障碍

13. 细菌性食物中毒＝腹痛＋**腹泻**＋**呕吐**

14. 小儿气管异物＝儿童＋阵发性、痉挛性**咳嗽**＋面色**青紫**＋**呼吸困难**

15. 破伤风＝体表**破损**＋咀嚼不便＋**张口**困难＋**苦笑**面容＋**角弓反张**＋意识清楚

16. 肋骨骨折＝第**4～7**肋骨＋多根多处＋反常**呼吸运动**＋**连枷**胸＋**固定胸壁**

17. 肱骨干骨折＝桡神经损伤**垂腕**＋肱动脉损伤

18. 桡骨远端骨折＝老年人＋“**餐叉**”畸形＋“**枪刺**”畸形

19. 骨盆骨折＝骨盆分离试验阳性＋**骨盆挤压试验**阳性＋大出血

20. 颅前窝骨折＝“**熊猫眼征**”＋“兔眼征”＋**鼻漏**

十一、肌肉骨骼系统和结缔组织疾病患者的护理

1. 神经根型颈椎病＝**颈肩**痛＋向上肢放射

2. 椎动脉型颈椎病＝眩晕＋转动头部时**眩晕加重**＋**猝倒**

3. 腰椎间盘突出症＝腰痛＋**坐骨神经痛**＋**前屈**受限

4. 骨化脓性感染 = 长骨**干骺端** + **剧痛** + 寒战高热

5. 化脓性关节炎 = 寒战高热 + 关节**肿胀、疼痛**

6. 关节脱位 = **畸形** + **弹性**固定 + **关节窝**空虚

7. 风湿热 = 前驱感染 + **游走性** + **多发性** + **大**关节 + 环形红斑 + 皮下结节

8. 类风湿关节炎 = **类风湿**因子 + **晨僵** + 关节疼痛 + 关节**畸形** + 类风湿结节

9. 系统性红斑狼疮 = **育龄期**妇女 + 阳光照射 + **面部蝶形红斑** + 肾损害 + **抗核抗体(ANA)**

10. 骨质疏松症 = 绝经后 + **疼痛** + **身长缩短** + 驼背 + 骨折

十二、肿瘤患者的护理

1. 甲状腺癌 = 颈部**单个**肿块 + 质地**硬而固定** + 表面**高低不平**

2. 食管癌 = 梗噎感、停滞感及异物感 + 进行性**吞咽困难**

3. 胃癌 = 上腹**疼痛** + 食欲减退 + **消瘦**

4. 原发性肝癌 = 肝硬化 + 肝区**胀痛** + **肝大** + **血性**腹水 + 血清甲胎蛋白

5. 胰腺癌 = 腹痛 + 上腹饱胀不适 + **黄疸**

6. 结肠癌 = **排便习惯**改变 + **粪便性状**改变 + 腹痛 + 腹部**肿块** + **肠梗阻**

7. 直肠癌 = 排便习惯改变 + 大便表面带**血及黏液** + 大便**变形、变细**

8. 肾癌 = **间歇性无痛性**肉眼血尿 + 疼痛 + 肿块

9. 膀胱癌 = **无痛性间歇性全程肉眼**血尿 + 尿频、尿急、尿痛

10. 子宫颈癌 = **接触性**阴道流血 + 排液 + 疼痛

11. 子宫肌瘤 = **育龄**妇女 + 月经**异常** + 腹部**肿块** + 白带增多

12. 卵巢癌 = 腹部不适 + 内分泌功能异常 + **消瘦** + **CA125**

13. 葡萄胎 = 育龄妇女 + 停经后阴道流血 + 子宫**异常增大** + **hCG 高值** +B 超**落雪状**

14. 绒毛膜癌 = 育龄妇女 + 既往**葡萄胎** + 阴道出血 + 转移 + **无**绒毛结构

15. 侵蚀性葡萄胎 = 育龄妇女 + 既往**葡萄胎** + 阴道出血 + 转移 + **有**绒毛结构

16. 白血病 = 贫血 + **发热** + **出血** + 肝脾、淋巴结**肿大**

17. 骨肉瘤 = **青少年** + **干骺**端 + 疼痛 + 局部肿胀 +Codman 三角

18. 颅内肿瘤 = **神经胶质**瘤 + 大脑半球 + 颅内压增高 + **局灶**症状

19. 乳腺癌 = 乳房肿块 +“**酒窝征**”+“**橘皮样**”改变

20. 子宫内膜癌 = **绝经后**阴道流血 + 阴道**排液** + 疼痛

21. 原发性支气管肺癌 = **吸烟** + 刺激性**干咳** + 痰中**带血** + 胸痛 + 呼吸困难

十三、血液、造血器官及免疫疾病患者的护理

1. 缺铁性贫血 = 皮肤黏膜**苍白** + **唇、甲床**最明显 + **异食癖** + 反甲

2. 营养性巨幼细胞贫血 = 面色**苍黄或蜡黄** + 智力及动作发育落后 + **震颤**

3. 再生障碍性贫血＝进行性**贫血**＋**出血**＋**感染**＋肝、脾、淋巴结多**无肿大**

4. 血友病＝**凝血因子**缺乏＋自发性**关节和组织出血**＋皮肤紫癜**极罕见**

5. 特发性血小板减少性紫癜＝抗血小板自身抗体＋**血小板**减少＋**出血**

6. 过敏性紫癜＝**过敏原**＋血管变态反应＋反复**皮肤紫癜**

7. 弥散性血管内凝血＝**出血**＋低血压＋**栓塞**

十四、内分泌、营养及代谢疾病患者的护理

1. 单纯性甲状腺肿＝**碘**缺乏＋甲状腺**肿大**＋甲状腺功能**正常**

2. 甲状腺功能亢进症＝**怕热**多汗＋神经过敏＋多食易饥＋**体重**下降＋**震颤**＋血管杂音

3. 甲状腺功能减退症＝**怕冷**少汗＋反应迟钝＋**黏液性水肿**

4. 库欣综合征＝**向心性**肥胖＋皮肤紫纹＋**血糖**升高＋**感染**

5. 1 型糖尿病＝**年轻人**＋多尿、多饮、多食和体重减轻＋**酮症酸中毒**+INS 治疗

6. 2 型糖尿病＝**中老年**＋**多尿、多饮、多食和体重减轻**+INS 和治疗药物

7. 痛风＝**第一跖趾**关节炎＋**痛风石**＋**尿酸**高

8. 营养不良＝体重**不增**＋体重**下降**＋皮下脂肪减少或消失＋**血清白蛋白**浓度降低

9. 小儿维生素 D 缺乏性佝偻病＝**维生素 D** 不足＋**骨骼**病变

10. 小儿维生素 D 缺乏性手足搐搦症＝**维生素**

D缺乏+血钙低+惊厥+喉痉挛+手足搐搦

十五、神经系统疾病患者的护理

1. 颅内压增高=头痛+呕吐+视盘水肿

2. 小脑幕切迹疝=进行性意识障碍+患侧瞳孔先小后大

3. 枕骨大孔疝=腰穿放脑脊液+剧烈头痛+突发呼吸骤停

4. 皮下血肿=局限+无波动感

5. 帽状腱膜下血肿=血肿易扩展+波动感

6. 骨膜下血肿=局限某一颅骨+张力较高+波动感

7. 脑震荡=短暂的意识丧失+逆行性健忘

8. 脑挫裂伤=意识障碍+局灶症状与体征+头痛呕吐+颅内压增高+脑疝

9. 硬脑膜外血肿=中间清醒期+颅内压增高和脑疝

10. 脑出血=高血压病史+肢体瘫痪+CT高密度影

11. 蛛网膜下腔出血–急起病+无肢体瘫痪+脑膜刺激征阳性+CT高密度影或血性脑脊液

12. TIA=突然起病+短暂肢体瘫痪+CT 24小时内无改变

13. 脑血栓=安静状态+肢体瘫痪+CT 24小时内无改变

14. 脑栓塞=起病最快+风湿性心脏病史+肢体瘫痪+CT 24小时内无改变

15. 三叉神经痛=面部+突发的剧痛+扳机点

16. 急性炎症性脱髓鞘性多发性神经病=四肢对称性无力+呼吸肌麻痹+感觉障碍+蛋白-细胞

分离

17. 帕金森病 = 静止性**震颤** + 肌强直 + **慌张或前冲**步态 + **面具**脸

18. 癫痫 = 大脑神经元**异常放电** + 意识丧失 + **抽搐**

19. 化脓性脑膜炎 = 颅内压增高 + **脑膜刺激征**阳性 + 脑脊液**白细胞**增多

20. 病毒性脑膜炎 = 前驱感染 + **脑膜刺激征**阳性 + 脑脊液**淋巴细胞**增多

21. 病毒性脑炎 = **惊厥** + **意识**障碍 + 颅内压增高 + **运动功能**障碍

22. 小儿惊厥 = 神经细胞**异常放电** + **高热惊厥** + 意识丧失

第三章 对比速记

1. 护理诊断阐述的对象是：**个人、家庭、社会对健康问题反应的判断**。

2. 医疗诊断阐述的对象是：**个人身体病理生理变化的判断**。

3. 脾切除术后第1天应采取的体位是：**半坐卧位**。

4. 脑外伤开颅术后第1天应采取的体位是：**头高足低位**。

5. 会阴冲洗患者应取的卧位是：**截石位**。

6. 支气管哮喘患者应取的卧位是：**端坐位**。

7. 全身麻醉手术后患者应取的卧位是：**去枕平卧位**。

8. 阿米巴痢疾患者行保留灌肠时的体位是：**右侧卧位**。

9. 慢性细菌性痢疾患者行保留灌肠时的体位是：**左侧卧位**。

10. 取粪培养标本时无菌长棉签插入肛门的长度是：**4~5cm**。

11. 用10%水合氯醛灌肠时肛管插入肛门至直肠的长度是：**15~20cm**。

12. 大量不保留灌肠肛管插入肛门至直肠的长度是：**7~10cm**。

13. 铺好的无菌盘的有效期是：**4 小时**。

14. 无菌溶液打开未用完，消毒瓶口、瓶塞后盖好，其有效保存期是：**24 小时**。

15. 压力蒸汽灭菌后的无菌物品，其有效保存期是：**7 天**。

16. 护士洗手时揉搓的时间不少于：**15 秒**。

17. 护士涂擦消毒手时涂擦的时间不少于：**2 分钟**。

18. 皮内注射法的进针角度为：**5°**。

19. 皮下注射法的进针角度为：**30°~40°**。

20. 一般患者静脉注射时进针角度是：**15°~30°**。

21. 肥胖患者进行静脉注射时的进针角度为：**30°~40°**。

22. 免疫性溶血性贫血患者适宜输入的成分血是：**洗涤红细胞**。

23. 适用于战地急救的成分血是：**红细胞悬液**。

24. 在输血前、后，为防止不良反应发生，应静脉输入的溶液是：**0.9% 氯化钠溶液**。

25. 为预防枸橼酸钠中毒反应发生，每输入 1 000ml 库存血，应按医嘱静脉注射的液体是：**10% 葡萄糖酸钙溶液**。

26. 可用 2%~4% 碳酸氢钠洗胃的毒物是：**敌敌畏**。

27. 可服用 3% 过氧化氢溶液后引吐的毒物是：

氰化物。

28. 尸斑开始出现的时间是死后：**2~4 小时**。

29. 尸僵发展至高峰的时间是死后：**12~16 小时**。

30. 尸僵缓解发生在死后：**24 小时**。

31. 脉搏骤起骤落，急促有力：**水冲脉**。

32. 平静吸气时脉搏明显减弱或消失：**奇脉**。

33. 脉率少于心率：**短绌脉**。

34. 脉搏一强一弱交替出现但节律正常：**交替脉**。

35. 胆红素尿尿液呈：**黄褐色，振荡后泡沫亦呈黄色**。

36. 血红蛋白尿尿液呈：**酱油色**。

37. 正常尿液呈：**淡黄色透明**。

38. 听诊肺部闻及支气管呼吸音见于：**肺炎球菌肺炎**。

39. 听诊两肺广泛哮鸣音见于：**支气管哮喘**。

40. 肺炎球菌肺炎：**铁锈色痰**。

41. 急性肺水肿：**粉红色泡沫样痰**。

42. 厌氧菌感染：**恶臭痰**。

43. 支气管扩张：**大量脓痰**。

44. 预防运动和过敏原诱发的哮喘的最有效药物是：**色甘酸钠**。

45. 当前控制哮喘最有效的抗炎药物是：**糖皮质激素**。

46. 慢性肺源性心脏病常见的并发症是：**肺性脑病**。

47. 慢性支气管炎常见的并发症是：**阻塞性肺气肿**。

48. 阻塞性肺气肿常见的并发症是：**自发性气胸**。

49. 支气管哮喘属于：**多基因遗传病**。

50. 支气管扩张的发病因素是：**支气管-肺组织感染和支气管阻塞**。

51. 慢性支气管炎的致病因素是：**吸烟、感染、理化因素等**。

52. 细菌性咽-扁桃体炎最常见于：**溶血性链球菌感染**。

53. 肺炎球菌肺炎治疗首选：**青霉素**。

54. 肺炎支原体肺炎治疗首选：**红霉素**。

55. 对氨基水杨酸钠的主要不良反应是：**胃肠道不适**。

56. 链霉素的主要不良反应是：**听力障碍**。

57. 乙胺丁醇的主要不良反应是：**视神经炎**。

58. 异烟肼的主要不良反应是：**周围神经炎**。

59. 利福平的主要不良反应是：**肝功能损害**。

60. 闭合性气胸胸腔压力的特点是：**抽气后压力下降不复升**。

61. 开放性气胸胸腔压力的特点是：**抽气后压力又可复升**。

62. 张力性气胸胸腔压力的特点是：**胸腔内压**

力持续升高，抽气后压力迅速复升。

63. 开放性气胸的特殊病理变化是：**纵隔摆动。**

64. 张力性气胸的特殊病理变化是：**胸腔内压高于大气压。**

65. 夜间咳嗽多见于：**肺结核。**

66. 金属音咳嗽多见于：**支气管肺癌。**

67. 突然发作性咳嗽多见于：**支气管哮喘。**

68. 心房颤动的脉搏特点是：**短绌脉。**

69. 心包积液的脉搏特点是：**奇脉。**

70. 心力衰竭的脉搏特点是：**交替脉。**

71. 主动脉瓣关闭不全的脉搏特点是：**水冲脉。**

72. 二尖瓣狭窄：**左心房及右心室增大，心影呈梨形。**

73. 主动脉瓣狭窄：**左心室增大和主动脉瓣钙化影。**

74. 主动脉瓣关闭不全：**左心室增大，心影呈靴形。**

75. 利多卡因大剂量可致：**嗜睡、抽搐，呼吸抑制。**

76. 胺碘酮大剂量可致：**房室传导阻滞。**

77. 苯妥英钠不良反应是：**中性粒细胞减少。**

78. 胺碘酮抗心律失常的作用机制是：**延长动作电位时程。**

79. 维拉帕米抗心律失常的作用机制是：**钙通道阻滞剂。**

80. 二尖瓣狭窄最重要的心脏体征是:**心尖区隆隆样舒张期杂音**。

81. 主动脉瓣狭窄最重要的心脏体征是:**主动脉瓣区吹风样收缩期杂音**。

82. 主动脉瓣关闭不全最重要的心脏体征是:**主动脉瓣第二听诊区舒张期叹气样杂音**。

83. 扩张冠状动脉:**硝酸甘油**。

84. 防止冠状动脉血栓扩展:**肝素**。

85. 减慢心率,降低心肌耗氧量:**三磷酸腺苷**。

86. 心肌梗死溶栓者护理措施中需特别注意的是:**观察有无出血倾向**。

87. 服用降压药者护理措施中需特别注意的是:**防止直立性低血压**。

88. 急性心肌炎者护理措施中需特别注意的是:**卧床直到症状消失、心电图正常**。

89. 患有支气管哮喘的高血压患者,不宜使用的降压药物是:**β 受体拮抗剂**。

90. 可引起干咳等不良反应的药物是:**血管紧张素转化酶抑制剂**。

91. 可引起头痛、面红、心悸、下肢水肿等不良反应的药物是:**钙通道阻滞剂**。

92. 墨菲征阳性见于:**急性结石性胆囊炎**。

93. 腹部平片检查膈下游离气体见于:**胃十二指肠穿孔**。

94. 听诊腹部高调肠鸣音见于:**急性机械性肠梗阻**。

95. 上消化道大出血者：**禁食**。
96. 肝性脑病昏迷者：**禁食蛋白质**。
97. 肝功能正常的肝硬化患者：**高蛋白饮食**。

98. 乳果糖治疗肝性脑病的机制是：**被细菌分解成乳酸和乙酸使肠内呈酸性**。
99. 支链氨基酸治疗肝性脑病的机制是：**抑制假神经递质形成**。

100. 十二指肠溃疡的疼痛部位：**上腹部正中**。
101. 胃溃疡的疼痛部位：**剑突下正中**。
102. 结核性腹膜炎的疼痛部位：**脐周**。

103. 肝硬化大量腹水：**端坐位**。
104. 上消化道大出血昏迷：**平卧位头偏向一侧**。
105. 腹腔穿刺术后：**平卧位**。

106. 肾小球肾炎产生水肿的主要机制：**肾小球滤过率下降**。
107. 肾性水肿的主要机制：**大量蛋白尿导致低蛋白血症**。

108. 急性肾盂肾炎表现为：**尿频、尿急、尿痛，伴发热，肾区叩击痛**。
109. 慢性肾小球肾炎表现为：**血尿、蛋白尿、水肿、高血压**。
110. 肾病综合征表现为：**大量蛋白尿、低蛋白血症、高度水肿、高脂血症**。

111. 急性肾小球肾炎常见的尿异常：**肉眼血尿**。

112. 肾病综合征常见的尿异常：**大量蛋白尿**。

113. 急性肾盂肾炎常见的尿异常：**脓尿**。

114. 缺铁性贫血属于：**小细胞低色素性贫血**。

115. 再生障碍性贫血属于：**正细胞正色素性贫血**。

116. 营养性巨幼细胞性贫血属于：**大细胞性贫血**。

117. 缺铁性贫血治疗首选：**硫酸亚铁**。

118. 慢性再生障碍性贫血治疗首选：**雄激素**。

119. 慢性粒细胞性白血病化学治疗首选：**羟基脲**。

120. 特发性血小板减少性紫癜治疗首选：**糖皮质激素**。

121. 慢性失血最易导致：**缺铁性贫血**。

122. 造血干细胞受损：**再生障碍性贫血**。

123. 血小板寿命缩短：**特发性血小板减少性紫癜**。

124. 常为急性白血病患者的首发症状是：**贫血**。

125. 常见慢性淋巴细胞白血病首发体征是：**淋巴结肿大**。

126. 慢性粒细胞白血病患者最显著的体征是：**脾大**。

127. 治疗慢性粒细胞白血病首选的化疗药物是：**羟基脲**。

128. 治疗慢性淋巴细胞白血病首选的药物是：**三尖杉碱**。

129. 治疗白血病的药物会产生心脏毒性的是：**柔红霉素**。

130. 治疗白血病的药物会产生出血性膀胱炎的是：**环磷酰胺**。

131. 治疗白血病的药物会产生口腔黏膜溃疡的是：**甲氨蝶呤**。

132. 甲亢患者禁食海带、紫菜：**避免甲状腺激素合成增加**。

133. 甲亢患者限制粗粮及多纤维果菜：**减少胃肠道刺激，减少大便次数**。

134. 甲亢患者戴茶色眼镜、滴眼药水：**减少强光刺激及异物损害**。

135. 甲亢患者睡眠时抬高头部，限水盐：**减轻眼球后软组织水肿**。

136. 1型糖尿病：**多见于青幼年，“三多一少”症状明显**。

137. 2型糖尿病：**多见于中老年，“三多一少”症状不明显**。

138. 糖尿病典型表现：**多尿、多饮、多食、消瘦**。

139. 糖尿病酮症酸中毒特征性表现：**呼气有烂苹果味**。

140. 低血糖表现：**饥饿感、心慌、手抖、出汗、头晕**。

141. 胰岛素制剂不纯可引起：**过敏反应。**

142. 胰岛素剂量过大可引起：**低血糖反应。**

143. 胰岛素治疗过程自行减量可引起：**酮症酸中毒。**

144. 糖尿病患者出现趾端坏疽是因为：**肢体动脉病变。**

145. 糖尿病患者出现蛋白尿、水肿是因为：**肾小球病变。**

146. 糖尿病患者发生急性心肌梗死是因为：**大血管病变。**

147. 风湿性关节炎：**游走性、多发性四肢大关节肿痛，极少出现畸形。**

148. 类风湿关节炎：**对称性、持续性小关节受累，晚期多有畸形。**

149. 系统性红斑狼疮：**大小关节均可受累，很少有畸形及关节脱位。**

150. 痛风：**单侧跖趾及第1跖趾关节，午夜或清晨突然剧痛。**

151. 有机磷农药中毒的烟碱样症状：**肌束颤动。**

152. 有机磷农药中毒的毒蕈碱样症状：**瞳孔缩小、流涎。**

153. 脑栓塞：**风湿性心脏病二尖瓣狭窄患者突然偏瘫。**

154. 脑血栓形成：**晨起床时发现一侧肢体瘫痪，意识清醒。**

155. 脑出血：**情绪激动时突然昏迷伴偏瘫**。

156. 蛛网膜下腔出血：**突然剧烈头痛伴脑膜刺激征，无肢体瘫痪**。

157. 为明确癫痫诊断应做的检查是：**脑电图**。

158. 为明确癫痫病因应做的检查是：**CT 和 MRI**。

159. 高渗性缺水的患者首选溶液：**5% 葡萄糖溶液**。

160. 轻度代谢性酸中毒患者应给予：**0.9%** Nacl **溶液**。

161. 等渗性缺水患者大量补液时首选：**平衡盐溶液**。

162. 轻度低渗性缺水患者输入溶液为：**0.9% 生理盐水**。

163. 烧伤早期易引起的休克是：**低血容量性休克**。

164. 头皮撕脱伤易引起的休克是：**神经源性休克**。

165. 当患者出现“雷诺五联征”时，可引起：**感染性休克**。

166. 心肌梗死患者疼痛缓解后出现的休克：**心源性休克**。

167. 青霉素过敏引起的休克：**过敏性休克**。

168. 肾性急性肾衰竭最常见的原因：**严重挤压伤**。

169. 肾后性急性肾衰竭最常见的原因：**双侧输尿管结石**。

170. 可刺激窦房结兴奋性，减少呼吸道分泌物的药是：**阿托品**。

171. 心脏骤停抢救的首选药物：**肾上腺素**。

172. 心室颤动患者首选抢救药：**利多卡因**。

173. 急性阑尾炎术后，应采取的体位：**半卧位**。

174. 脑外伤开颅术后，应采取的体位：**头高足低位**。

175. 单个毛囊及其皮脂腺的急性化脓性炎是：**疖**。

176. 肢体可见一条或多条红线，硬而有压痛，可能是：**急性淋巴管炎**。

177. 经接触传染的感染病变是：**丹毒**。

178. 疖肿未化脓时，可外敷：**鱼石脂软膏**。

179. 气性坏疽创口，冲洗时首选的溶液是：**3%过氧化氢溶液**。

180. 创面脓液稠厚且有较多坏死组织的伤口：**优琐溶液**。

181. 厌氧菌感染时首选的溶液为：**3%过氧化氢溶液**。

182. 肉芽过度生长时，应用的溶液是：**2%硝酸银**。

183. 甲状腺大部分切除术后，出现手足抽搐，可能是术中损伤：**甲状旁腺**。

184. 甲状腺大部分切除术后，出现声音嘶哑，可能是术中损伤：**单侧喉返神经**。

185. 甲状腺大部分切除术后，饮水出现呛咳，可能是术中损伤：**喉上神经内侧支**。

186. 闭合性多根多处肋骨骨折患者首要的急救措施是：**局部固定、加压包扎**。

187. 开放性气胸的患者首要的处理措施是：**封闭伤口**。

188. 张力性气胸的患者首要的处理措施是：**穿刺减压**。

189. 损伤性气胸患者共同的体征是：**气管向健侧移位**。

190. 张力性气胸患者独有的体征是：**皮下气肿**。

191. 开放性气胸患者特有的体征是：**呼吸时可闻及"嘶嘶样"声音**。

192. 急性阑尾炎腹痛的特点是：**转移性右下腹痛**。

193. 机械性肠梗阻腹痛的特点是：**阵发性腹部绞痛**。

194. 绞窄性肠梗阻腹痛的特点是：**持续腹部绞痛伴阵发性加重**。

195. 十二指肠溃疡急性穿孔腹痛的特点是：**突发上腹部刀割样剧痛**。

196. 一过性脑缺血表现见于：**椎动脉型颈椎病**。

197. 压头试验阳性体征见于：**神经根型颈椎病**。

198. 随病情加重，可发生自上而下的上运动神经元性瘫痪见于：**脊髓型颈椎病**。

199. 诊断早期妊娠快速、准确的方法是：**B超检查**。

200. 测定有无排卵简单易行的方法是：**基础体温测定**。

201. 除胎盘附着处外，子宫腔表面内膜修复所需时间为：**产后3周**。

202. 正常产褥期的时间为：**产后6周**。

203. 产后子宫进入盆腔，在腹部摸不到宫底的时间为：**产后10天**。

204. 滴虫阴道炎患者行阴道冲洗时应选用：**1%乳酸溶液**。

205. 外阴阴道白假丝酵母菌病患者行阴道冲洗应：**2%~4%碳酸氢钠溶液**。

206. 黄体功能不全功能失调性子宫出血：**黄体期孕激素分泌不足，月经周期缩短**。

207. 子宫内膜不规则脱落功能失调性子宫出血：**黄体萎缩不全，月经周期正常，经期延长**。

208. 葡萄胎与侵蚀性葡萄胎的主要鉴别点是：**有无肌层浸润**。

209. 侵蚀性葡萄胎与绒毛膜癌的主要鉴别点是：**有无绒毛结构**。

210. 口服药物流产适用于：**孕7周内**。

211. 人工流产钳刮术适用于：**孕10~14周**。

212. 人工流产术中，受术者出现面色苍白、出汗、心率缓慢，应考虑为：**人工流产综合征**。

213. 人工流产术中，受术者感到下腹部撕裂样疼痛，术者探测宫腔有“无底”感觉，应考虑为：**子宫穿孔**。

214. 人工流产术后 2 周仍有阴道流血，量较多，应考虑为：**吸宫不全**。

215. 新生儿易受革兰氏阴性细菌感染是由于体内缺乏：**IgM**。

216. 小儿从母体经胎盘获得的特异性抗体是：**IgG**。

217. 母乳尤其初乳中含有的特异性抗体是：**sIgA**。

218. 极低出生体重儿：**出生体重 <1 500g**。

219. 超低出生体重儿：**出生体重 <1 000g**。

220. 疱疹性口炎的病原体是：**病毒**。

221. 鹅口疮的病原体是：**真菌**。

222. 溃疡性口炎的病原体是：**细菌**。

223. 急性腹泻病程为：**<2 周**。

224. 慢性腹泻病程为：**>2 个月**。

225. 迁延性腹泻病程为：**2 周 ~2 个月**。

226. 疱疹性口炎的病原体是：**单纯疱疹病毒**。

227. 疱疹性咽峡炎的病原体是：**柯萨奇病毒**。

228. 咽结合膜热的病原体是：**腺病毒**。

229. 胸骨左缘第 2 肋间杂音见于：**动脉导管未闭**。

230. 胸骨左缘第 2~3 肋间杂音见于: **房间隔缺损**。

231. 胸骨左缘第 3~4 肋间杂音见于: **室间隔缺损**。

232. 胸骨左缘第 2~4 肋间杂音见于: **法洛四联症**。

第四章　结构图速记

1. 心功能不全

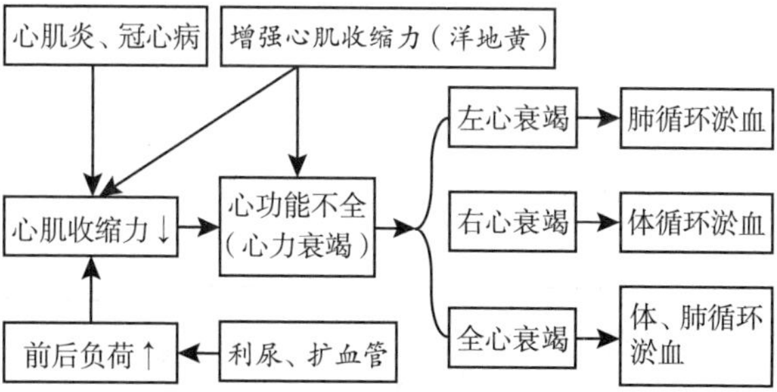

2. 心房颤动

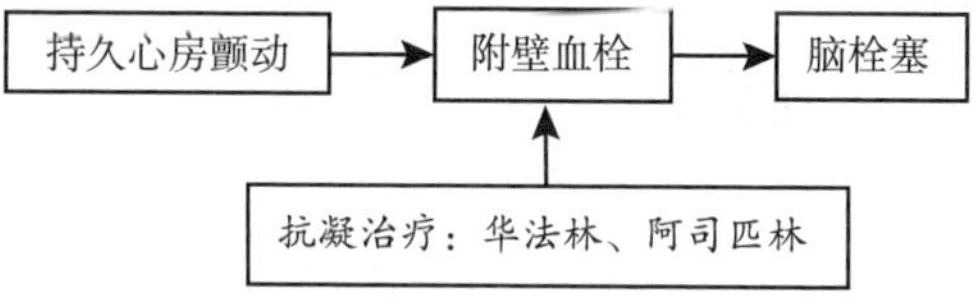

3. 室性心律失常

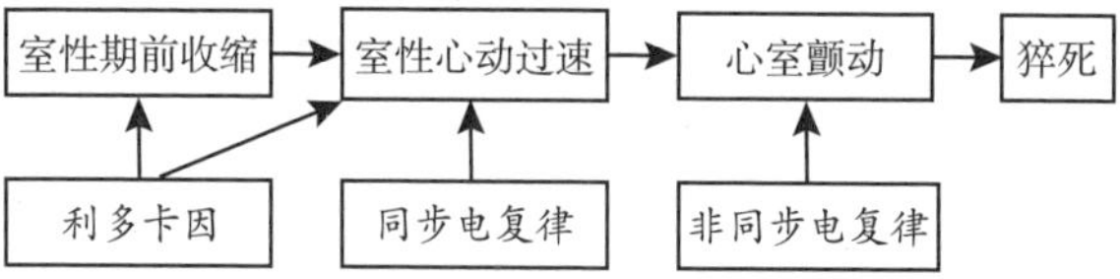

4. 法洛四联症

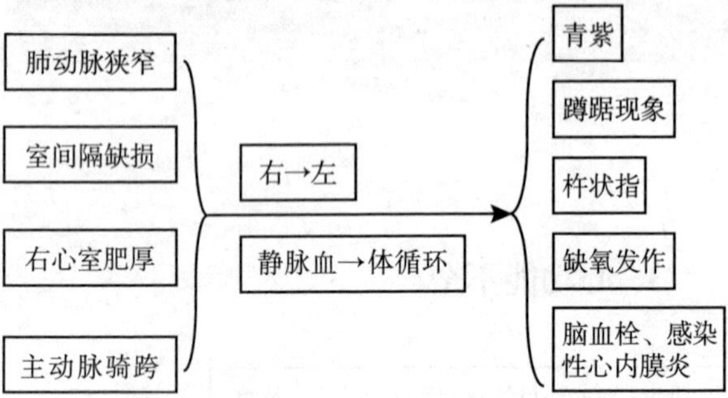

5. 心绞痛

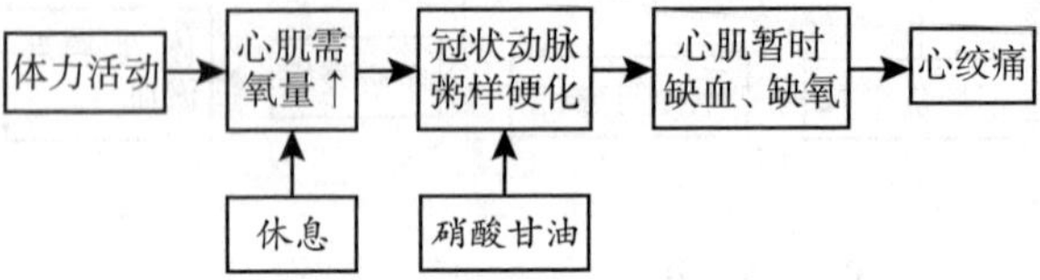

6. 心肌梗死

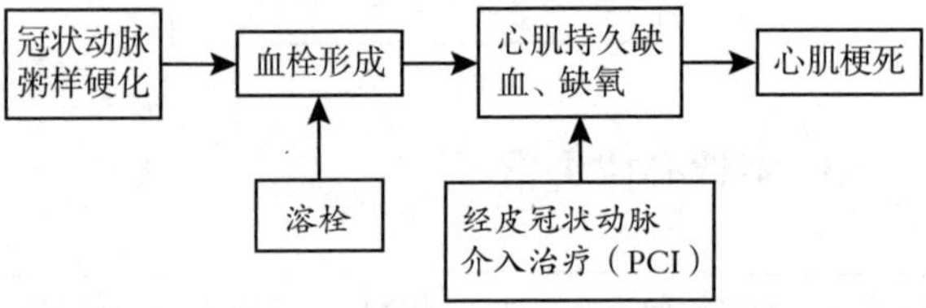

7. 二尖瓣狭窄

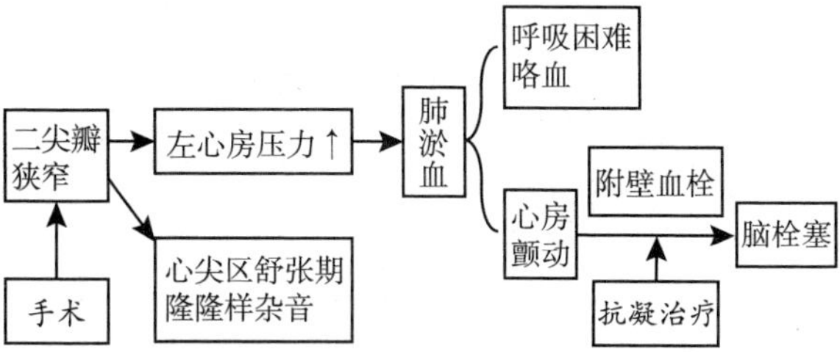

8. 感染性心内膜炎

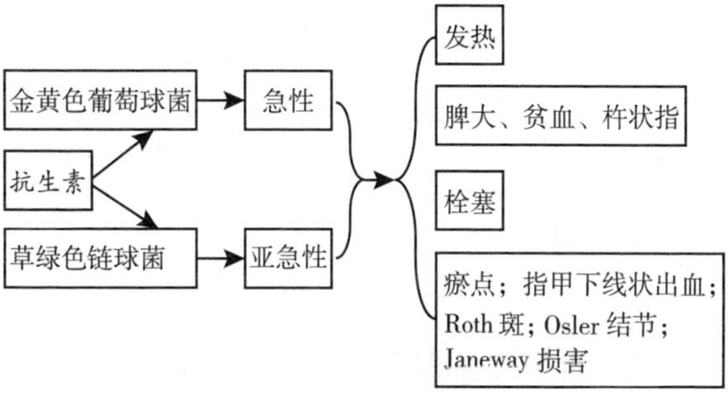

9. 病毒性心肌炎

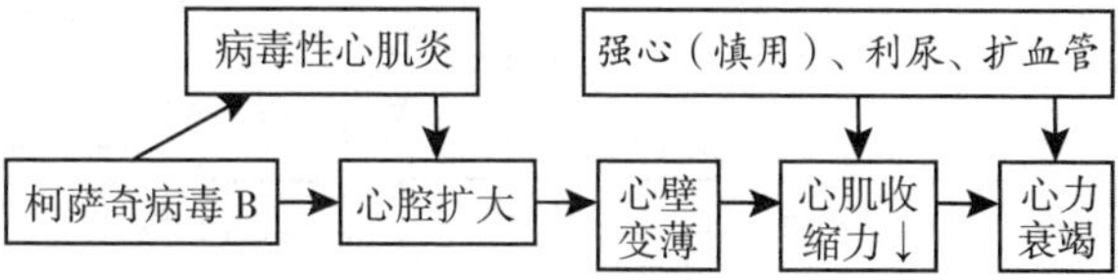

10. 肥厚型心肌病

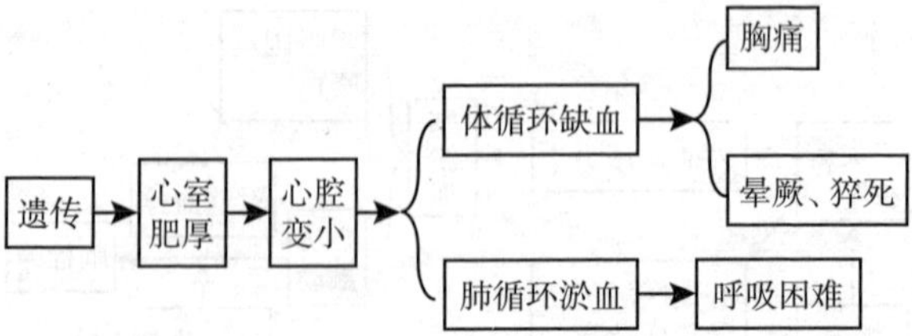

11. 心包疾病

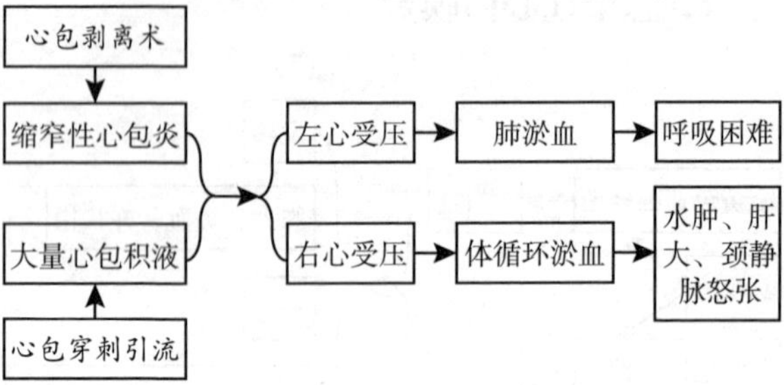

12. 溃疡性结肠炎

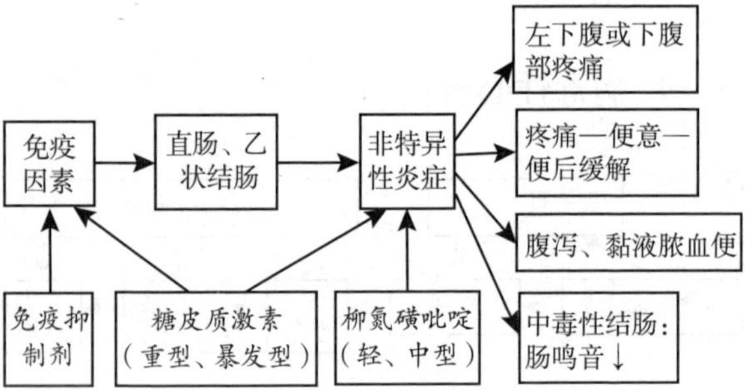

13. 细菌性肝脓肿

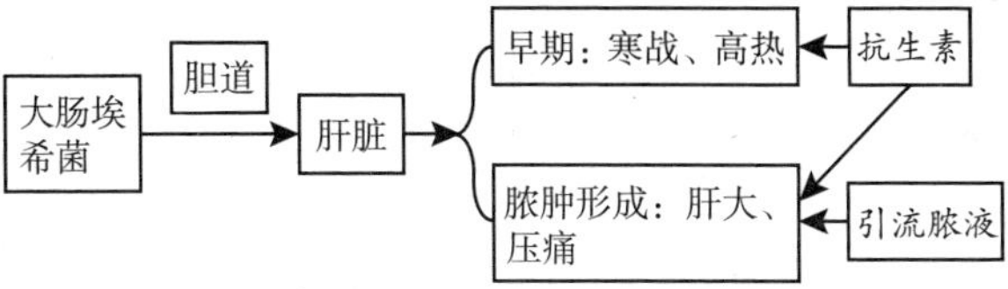

14. 急性胆囊炎

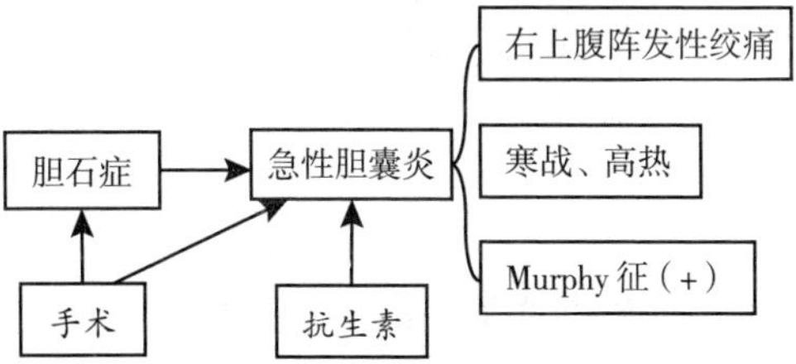

15. 胆石症

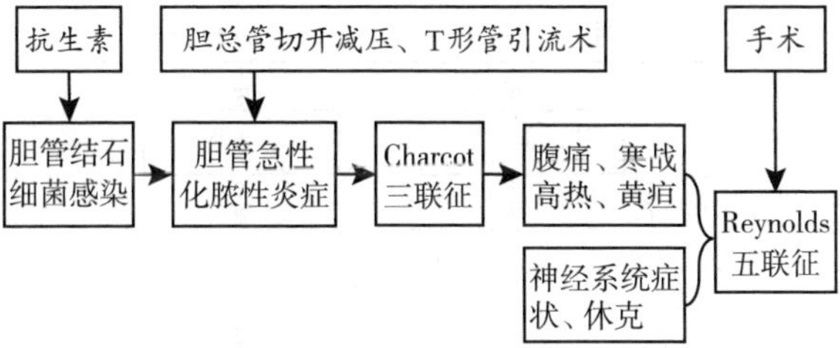

16. 急性感染性喉炎

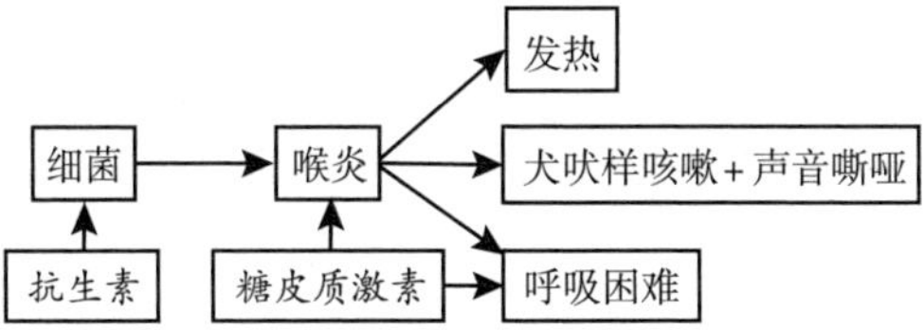

17. 肺炎链球菌肺炎

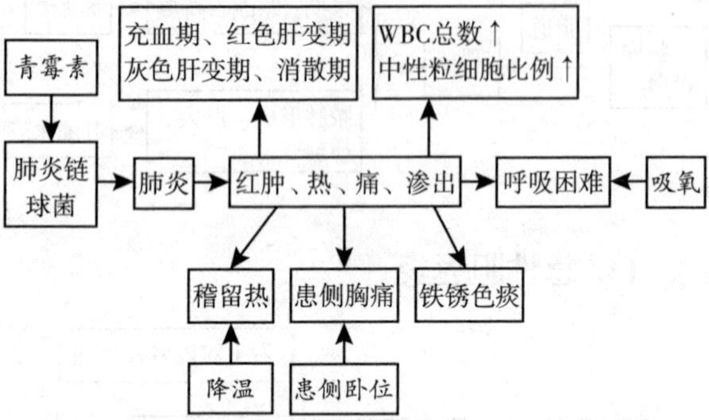

18. 肺源性心脏病

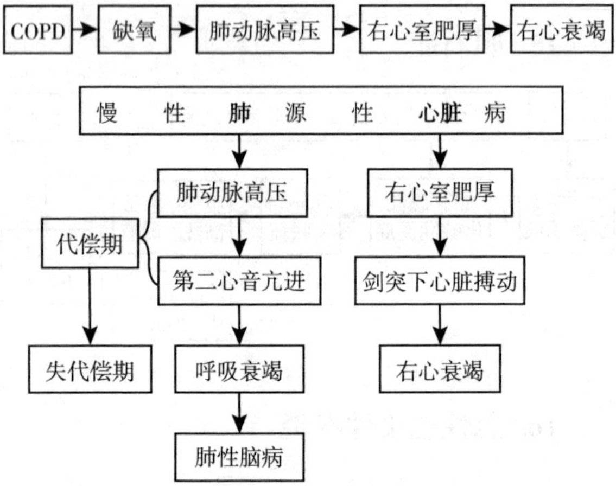

19. 新生儿脐炎

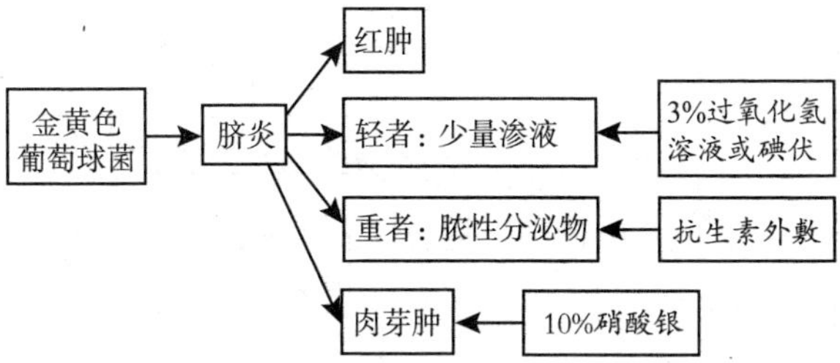

20. 肾病综合征

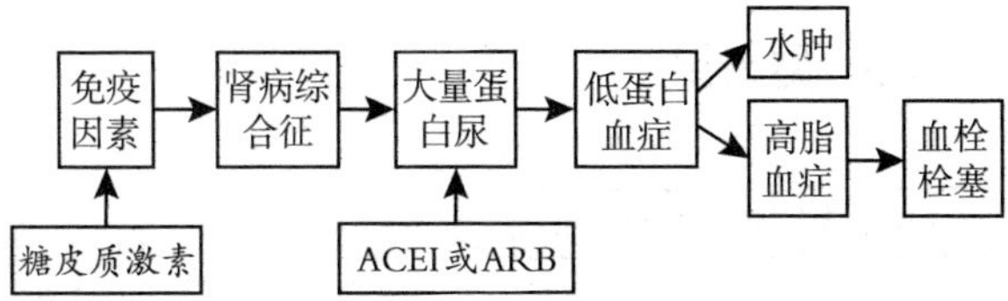

21. 有机磷中毒

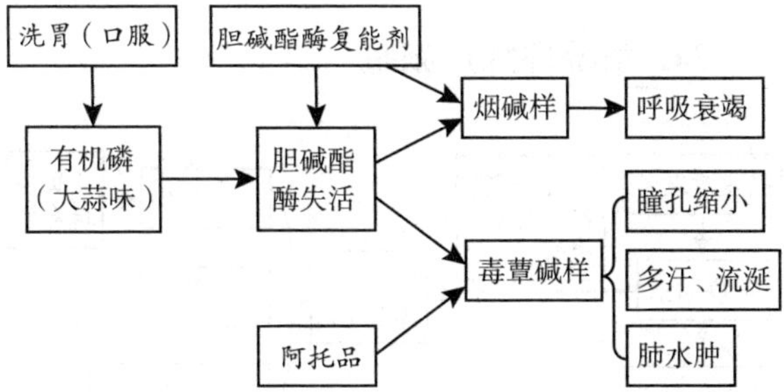

22. 中暑

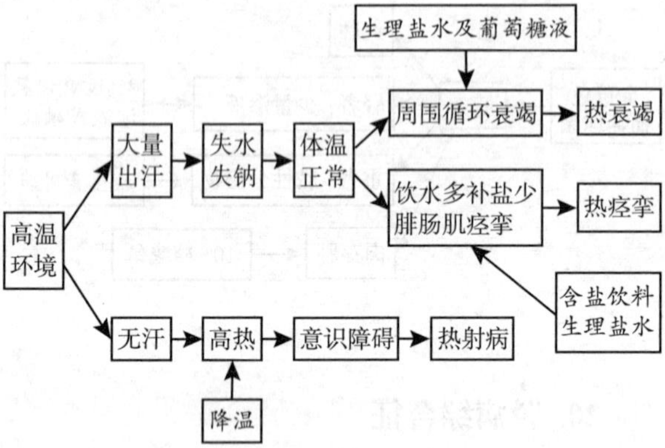

23. 类风湿

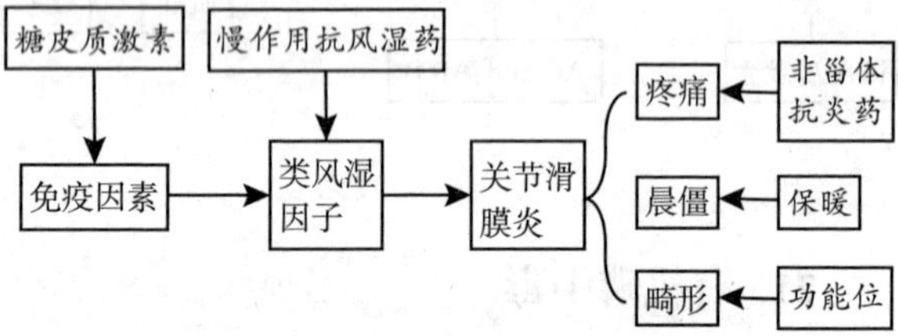

24. 系统性红斑狼疮

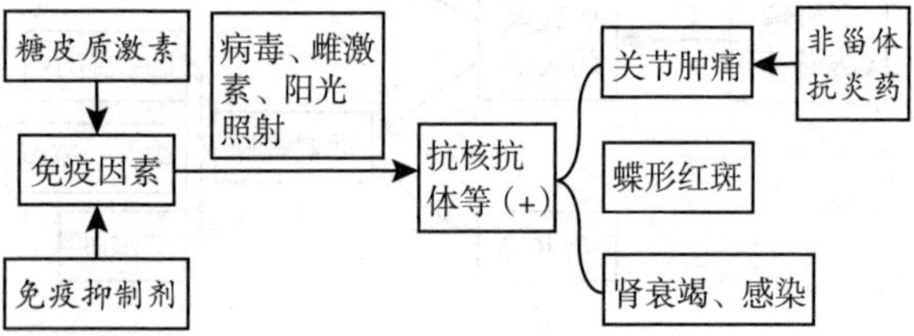

25. 酮症酸中毒

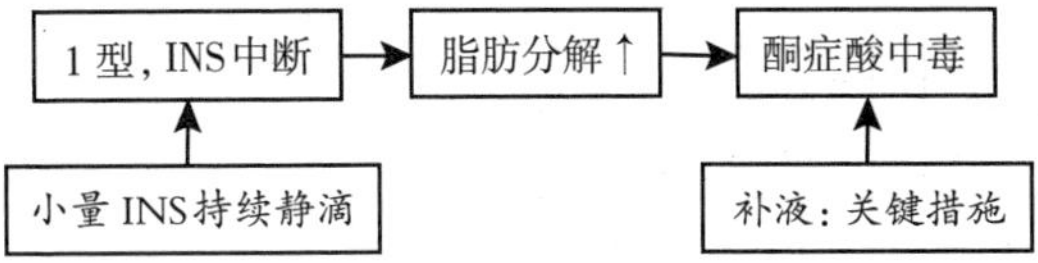

26. 小儿维生素 D 缺乏性佝偻病

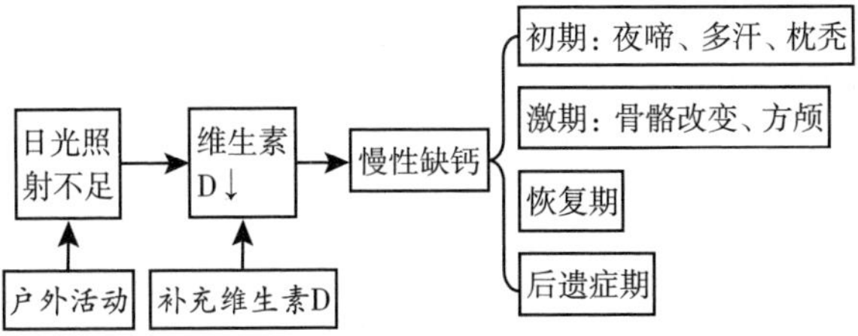

27. 小儿维生素 D 缺乏性手足搐搦症

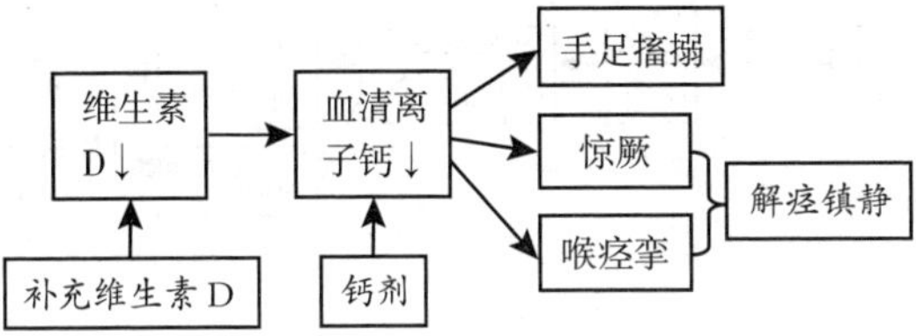

28. 肝性脑病

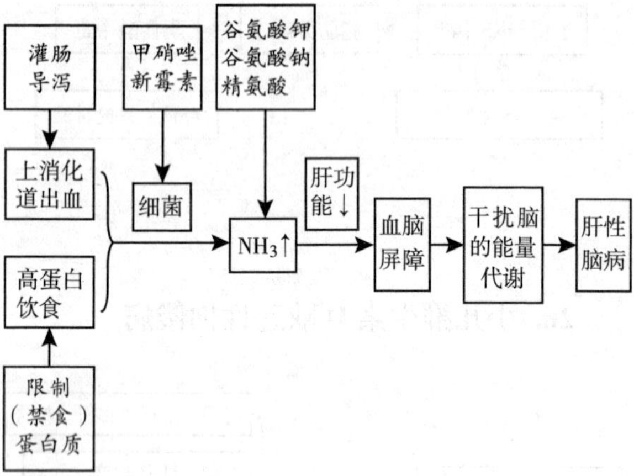

29. 急性肾小球肾炎

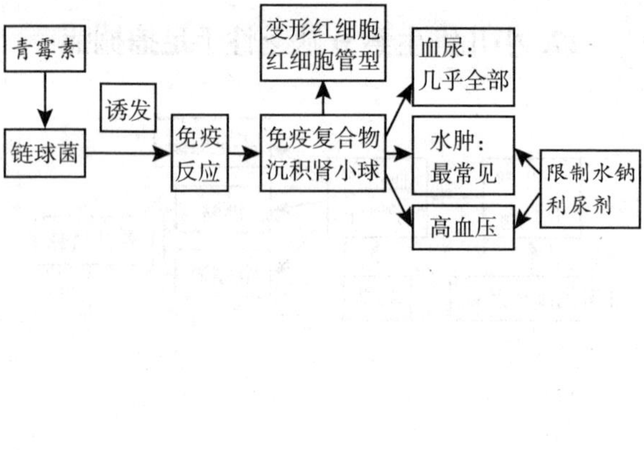

30. 慢性肾小球肾炎

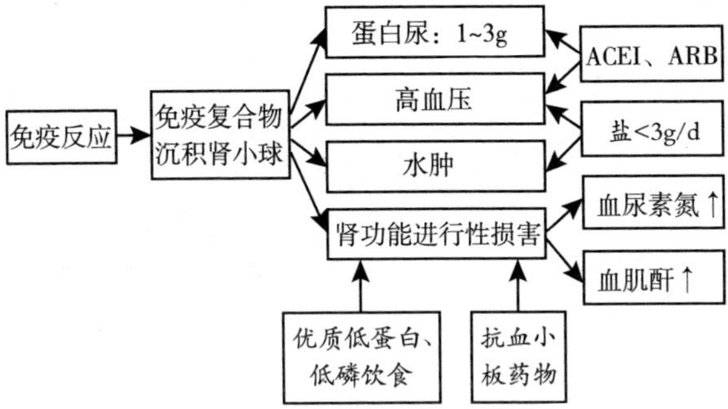

31. 尿路感染

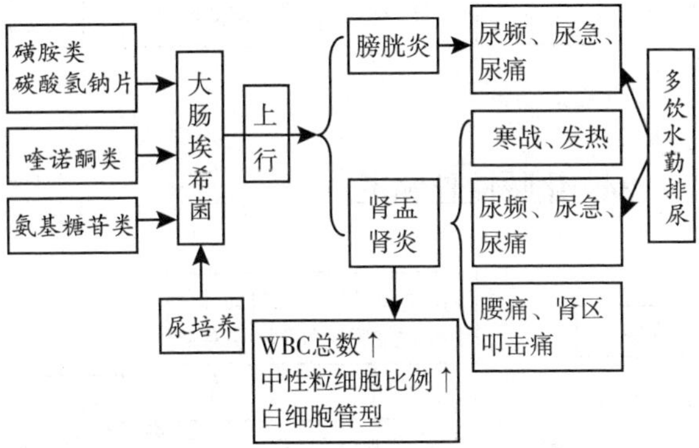

32. 细菌性食物中毒

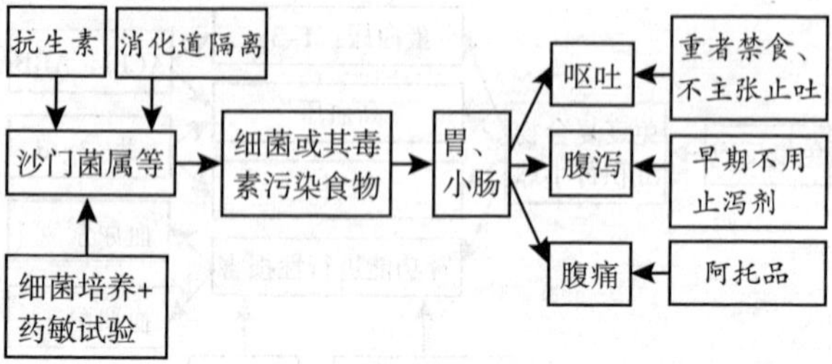

33. 肋骨骨折

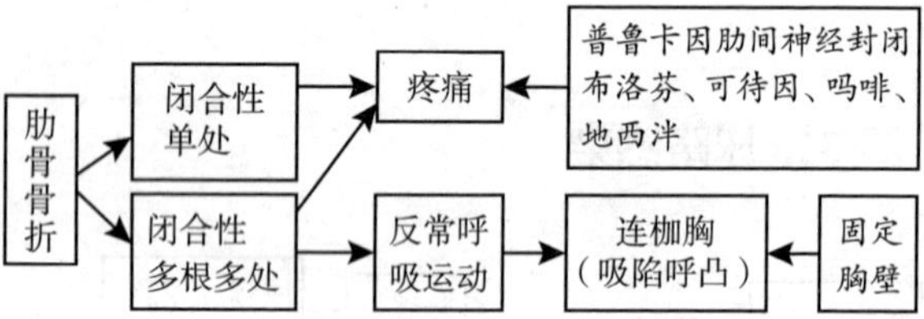

34. 化脓性骨髓炎

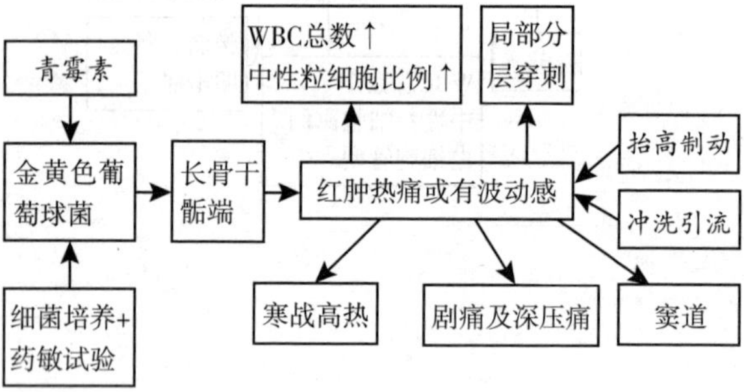

35. 化脓性关节炎

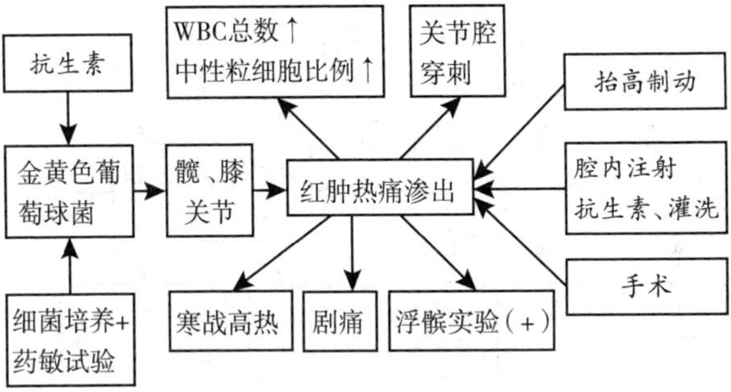

36. 风湿热

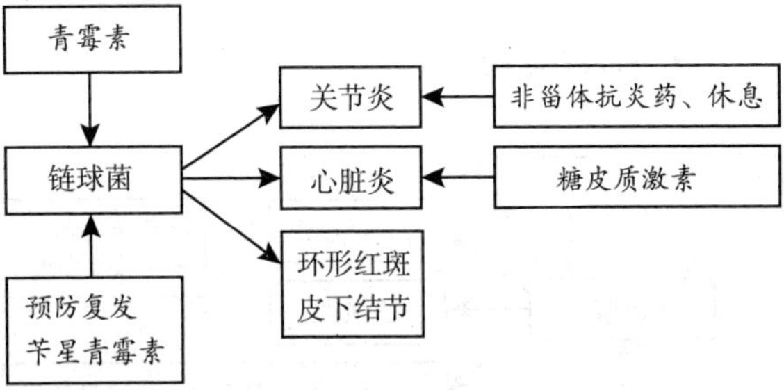

37. 骨质疏松

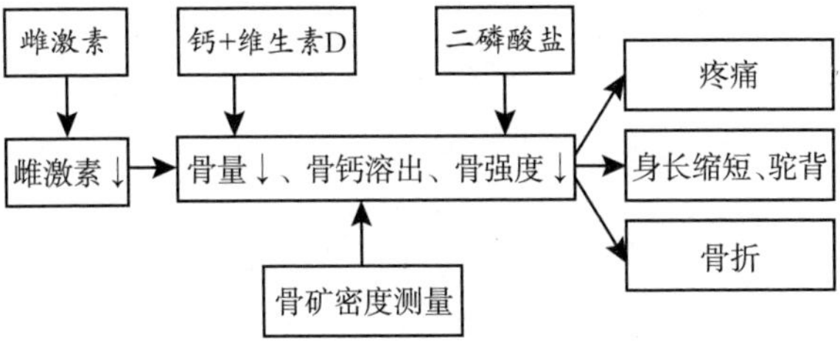

38. 痛风

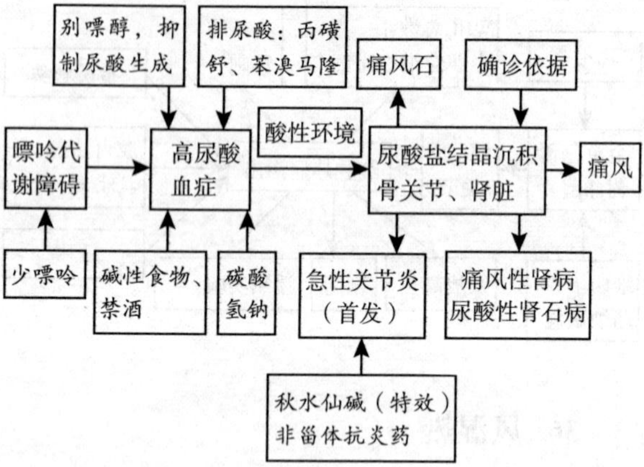
别嘌醇，抑制尿酸生成
排尿酸：丙磺舒、苯溴马隆
痛风石
确诊依据
酸性环境
嘌呤代谢障碍
高尿酸血症
尿酸盐结晶沉积骨关节、肾脏
痛风
少嘌呤
碱性食物、禁酒
碳酸氢钠
急性关节炎（首发）
痛风性肾病
尿酸性肾石病
秋水仙碱（特效）
非甾体抗炎药

39. 帕金森病

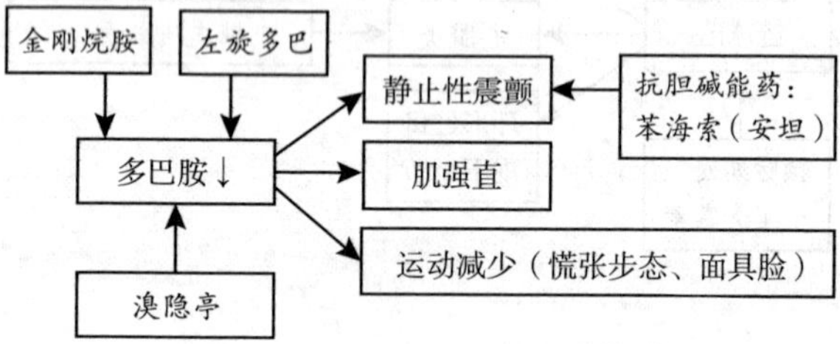
金刚烷胺
左旋多巴
静止性震颤
抗胆碱能药：苯海索（安坦）
多巴胺↓
肌强直
运动减少（慌张步态、面具脸）
溴隐亭

第五章 饮食及体位护理速记

1. 体位

体位高频考点汇总

体位	适应证
中凹卧位	休克
端坐位	急性肺水肿、大量心包积液、支气管哮喘急性发作
头低足高位（臀部抬高）	胎膜早破、正常产破膜后
膝胸位	法洛四联症缺氧发作
弯腰屈膝侧卧位	急性胰腺炎（腹痛时）
侧卧位	仰卧位低血压综合征
右侧卧位	阿米巴痢疾灌肠
左侧卧位且头低足高位	空气栓塞
平卧位、膝下垫软枕	腹外疝术后
患侧卧位	肺炎胸痛、肺结核和支气管扩张咯血时
抬高患肢	脓性指头炎、丹毒、下肢静脉曲张及肢体术后
放低患肢	毒蛇咬伤、骨筋膜室综合征、血栓闭塞性脉管炎
抬高床头 15°～30°	颅内压增高、脑出血
早期下床活动	空腔脏器术后，防止肠粘连，如肠梗阻、阑尾炎术后
禁止早期下床活动	实质性脏器部分切除及血管吻合术后，防止断面出血，如肾脏部分切除、肝脏部分切除

2. 饮食

饮食护理高频考点汇总

疾病	饮食要求
心力衰竭	低热量、高蛋白、高维生素的低钠饮食。食盐一般<5g/d
溃疡性结肠炎	忌食牛乳和乳制品。禁食冷饮、水果等
肝性脑病	急性期禁食蛋白质，清醒后逐渐增加蛋白质，植物蛋白为宜
肾功能减退	优质动物低蛋白饮食
急性胰腺炎	禁食、禁水、胃肠减压 3～5 天，症状缓解后给予低脂低糖流食
系统性红斑狼疮	忌食含补骨脂素的食物，如芹菜、香菜、无花果、烟熏食物及蘑菇等
痛风	避免高嘌呤食物；摄入碱性食物

3. 蛋白质饮食

蛋白质饮食高频考点汇总

1. 蛋白质分解代谢　蛋白质→氨→肝脏→尿素→肾脏→尿液→体外。

2. 为了减少氨的产生，肝性脑病昏迷者禁食蛋白质，清醒后可逐步增加蛋白饮食，以植物蛋白为主。

3. 各种肾脏疾病，当肾功能减退肾脏排泄尿素的能力降低时，应优质低蛋白饮食。

4. 肾病综合征要给予正常量［0.8~1.0g/(kg·d)］的优质蛋白质。

5. 限制蛋白质时要补充足够的热量。

6. 帕金森病患者蛋白质不宜盲目多给，以免降低左旋多巴类药物的疗效。

第六章 温度及浓度速记

1. 病室温度和湿度

不同病室温度和湿度

病室	温度	湿度
一般病室	**18～22℃**	**50%～60%**
足月儿病室	**22～24℃**	**50%～60%**
手术室	**22～24℃**	**50%～60%**
产房	**22～24℃**	
早产儿病室	**24～26℃**	**55%～65%**
新生儿沐浴室	26～28℃	
中暑病室	20～25℃	

2. 乙醇浓度

乙醇浓度及临床应用

乙醇浓度	临床应用
20%～30%	**急性肺水肿湿化吸氧**
30%	**头发打结时，用30%乙醇湿润后再梳顺**
25%～35%	**乙醇拭浴**
50%	**按摩背部及受压部位皮肤**
75%	消毒皮肤
95%	燃烧法灭菌

3. 溶液温度

溶液温度及临床应用

溶液	温度
鼻饲液	38～40℃
灌肠液	39～41℃（大量不保留灌肠） 38℃（保留灌肠）
中暑灌肠液	4℃
坐浴	40～45℃
床上洗发	40～45℃
床上擦浴	50～52℃
热水袋	60～70℃
乙醇拭浴	30℃

4. 氧流量

氧流量及临床应用

氧流量 /（$L \cdot min^{-1}$）	临床应用
0.5～1	新生儿鼻导管吸氧
2～4	新生儿面罩给氧（浓度<40%）
1～2	**COPD、肺心病、Ⅱ型呼吸衰竭**
2～4	慢性心力衰竭
4～5	**有机磷中毒**
6～8	**急性左心力衰竭，加入20%～30%乙醇湿化**
5～10（或高压氧舱）	**CO中毒**
机械通气	**呼吸窘迫综合征、严重呼吸衰竭**

第七章　用药护理速记

1. β 受体拮抗剂

β 受体拮抗剂的药理作用和临床应用

药理作用	临床应用	不良反应	代表药物
减慢心率	窦性心动过速	收缩支气管平滑肌，减慢心率；**支气管哮喘和心动过缓禁用**	普萘洛尔 阿替洛尔
	法洛四联症缺氧发作所致心动过速		
	甲亢、甲状腺危象所致心动过速		
降血压	高血压		

2. 利尿药

排钾利尿药的药理作用及临床应用

药理作用	临床应用	不良反应
利尿，排 Na^+、K^+	各种水肿	**低血钾**、低血钠、高尿酸血症
通过利尿，减少血容量	高血压	

3. 常用降压药物

常用降压药物的药理作用和临床应用

药物分类	药物名称	药理	不良反应
利尿药	氢氯噻嗪 呋塞米	排钠，减少细胞外血容量，降低外周血管阻力	低血钾 高尿酸血症
β受体拮抗剂	美托洛尔 阿替洛尔	抑制心肌收缩力，减慢心率	**心动过缓和支气管收缩**
钙通道阻滞剂	硝苯地平 维拉帕米	阻断血管平滑肌上钙离子通道，扩张血管	心率增快、面部潮红、头痛
血管紧张素转换酶抑制剂(ACEI)	卡托普利 依那普利	阻断肾素血管紧张素系统而降压	**刺激性干咳** 高血钾
血管紧张素Ⅱ受体拮抗剂(ARB)	氯沙坦 缬沙坦	阻断血管紧张素Ⅱ受体发挥降压作用	轻微

4. 肾上腺素

肾上腺素的药理作用和临床应用

临床应用		药理
过敏性疾病	**青霉素过敏性休克（首选）**	收缩血管、增加外周阻力、兴奋心肌、增加心排血量及松弛支气管平滑肌的作用
	输血过敏反应	减少过敏介质释放
心脏骤停（首选）		肾上腺素是心脏复苏的首选药，升高血压及增强心肌收缩力
局部止血		鼻黏膜和齿龈表面，使微血管收缩

5. 碳酸氢钠

碳酸氢钠的药理作用和临床应用

<table>
<tr><th>药理作用</th><th>浓度</th><th>临床应用</th><th>禁忌</th></tr>
<tr><td>提高沸点、杀菌、去污防锈</td><td>1%～2%</td><td>煮沸消毒法</td><td rowspan="5">敌百虫中毒禁忌使用碳酸氢钠洗胃</td></tr>
<tr><td>纠正代谢性酸中毒的首选药物</td><td>5%</td><td>高级心肺复苏</td></tr>
<tr><td>碱化尿液，促使血红蛋白结晶溶解，防止肾小管阻塞</td><td>5%</td><td>急性溶血</td></tr>
<tr><td rowspan="2">改变酸碱环境，阻止白念珠菌生长</td><td>2%</td><td>鹅口疮</td></tr>
<tr><td>2%～4%</td><td>外阴阴道假丝酵母菌病</td></tr>
</table>

6. 消化性溃疡常用药物

消化性溃疡用药护理

<table>
<tr><th>治疗</th><th>分类</th><th>机制</th><th>其他</th><th>服用时间</th></tr>
<tr><td rowspan="3">降低胃内酸度</td><td>H_2受体拮抗剂</td><td>壁细胞分泌胃酸↓</td><td>西咪替丁
雷尼替丁</td><td>餐中、餐后、睡前</td></tr>
<tr><td>PPI</td><td>抑制 H^+-K^+-ATP 酶</td><td>奥美拉唑（最强）</td><td>餐前口服</td></tr>
<tr><td>制酸剂</td><td>中和胃酸</td><td>氢氧化铝
碳酸氢钠铝
碳酸镁</td><td>餐后 1 小时和睡前
铝碳酸镁片嚼服</td></tr>
</table>

续表

治疗	分类	机制	其他	服用时间
保护胃黏膜	枸橼酸铋钾	保护胃黏膜抗 Hp	不良反应：黑便	餐前、吸管服用
	硫糖铝	保护胃黏膜、刺激前列腺素合成		餐前 1 小时及睡前空腹嚼碎
	前列腺素类	增强胃黏膜防御能力	米索前列醇	
根除 Hp	选一种	PPI 或胶体铋剂		
	任选两种	克拉霉素、阿莫西林、甲硝唑等		甲硝唑餐后 30 分钟

7. 甲硝唑

甲硝唑的药理作用及临床应用

药理作用	临床应用	注意事项
抗厌氧菌	口腔、腹腔、女性生殖系统感染	口服甲硝唑，妊娠期、哺乳期妇女慎用；餐后 30 分钟服药
	抗幽门螺杆菌	
	滴虫病和阿米巴的首选	

8. 氨基糖苷类

氨基糖苷类抗生素的药理作用和临床应用

药理作用	常用药物	临床应用	不良反应
对大肠埃希菌、结核分枝杆菌、铜绿假单胞菌等有抗菌作用	**庆大霉素** **链霉素** **卡那霉素**	脑膜炎、泌尿道感染、烧伤；结核病（链霉素和卡那霉素）	**耳毒性：听力减退和耳聋；肾毒性：肾功能减退者慎用**；链霉素可发生过敏性休克

9. 维生素 K

维生素 K 的药理作用和临床应用

药理作用	临床应用
参与肝合成凝血因子，使血液凝固正常进行	肝硬化、肝癌、胆道疾病、胰腺癌及大肠癌术前；妊娠期合并贫血临产前
	新生儿（足月儿生后肌内注射 1 次，早产儿连用 3 天）
	新生儿颅内出血
	阿司匹林所致出血

10. 阿托品

阿托品的药理作用和临床应用

药理作用	临床应用	不良反应
提高心率	**窦性心动过缓、传导阻滞、人工流产综合征**	**瞳孔扩大、颜面潮红、口干、皮肤干燥、心率加快（阿托品化）；烦躁不安、意识模糊、谵妄、抽搐、昏迷（阿托品中毒）**
松弛平滑肌	**胆石症、胆道蛔虫病、急性胰腺炎、尿石症、急腹症（必要时）**	
解毒	**有机磷中毒**	
抑制腺体分泌	麻醉前给药	
扩瞳	验光、检查眼底	

11. 糖皮质激素

糖皮质激素的药理作用和临床应用

药理作用	临床应用	不良反应
免疫抑制	肾病综合征、ITP、SLE	向心性肥胖、骨质疏松、血糖升高、水肿、低钾、高血压及感染
抗炎、免疫抑制	溃疡性结肠炎、风湿合并心脏炎、类风湿关节炎、吉兰-巴雷综合征	
抗过敏	输血致过敏反应、输液致发热反应	
降低血管通透性，减轻水肿	颅内压增高、脑膜炎、急性喉炎、急性心力衰竭	
抗休克	感染性、低血容量性及心源性休克	
促胎肺成熟	早产儿	
消炎消肿，减轻神经粘连	腰椎间盘突出症	

12. 硫酸镁

硫酸镁的药理作用和临床应用

药理作用	用法	临床应用
缓解血管痉挛、降压	25% 硫酸镁，i.m. 或 i.v.	妊娠期高血压疾病
抑制子宫收缩	25% 硫酸镁，i.v.gtt	早产
导泻	25% 硫酸镁，p.o.	肝性脑病
促进血液循环、消肿、使感染局限	50% 硫酸镁湿敷	静脉炎、痈、急性蜂窝织炎、会阴或会阴伤口水肿

13. 葡萄糖酸钙

葡萄糖酸钙的药理作用和临床应用

药理作用	用法	疾病
解毒	缓慢 i.v.	硫酸镁中毒
拮抗钾离子对心肌抑制	缓慢 i.v.	高血钾
钙离子与链霉素络合	缓慢 i.v.	链霉素过敏
补充钙离子	缓慢 i.v.	维生素 D 缺乏性手足搐搦症
	缓慢 i.v.	新生儿低钙血症
	每输库存血超 1 000ml，缓慢 i.v.	枸橼酸钠中毒

注：链霉素过敏和枸橼酸钠中毒还可用氯化钙 10ml 静脉注射。

14. 缩宫素与麦角新碱

缩宫素与麦角新碱异同点

药品	药理作用	临床应用	不宜
缩宫素（小量）	宫体收缩、宫颈松弛	催产、引产、产后子宫收缩无力，子宫复位不良引起的子宫出血或产后出血	
麦角新碱	宫体、宫颈收缩	产后出血和子宫复原	催产、引产

15. 青霉素

青霉素的药理作用和临床应用

药理作用	病原菌	临床应用	不良反应
抗菌作用	溶血性链球菌	蜂窝织炎、丹毒、猩红热、扁桃体炎、急性肾小球肾炎	过敏反应，重者过敏性休克；肌内注射局部疼痛、红肿或硬结
	肺炎球菌	大叶性肺炎、脓胸、支气管肺炎	
	草绿色链球菌	心内膜炎	
	金黄色葡萄球菌	疖、痈、败血症	
	脑膜炎奈瑟菌	流行性脑脊髓膜炎	
	其他	新生儿脐炎、破伤风、气性坏疽	

16. 常用化疗药物

常用化疗药物及不良反应

药物	主要不良反应
甲氨蝶呤	口腔及胃肠道溃疡、肝损害、骨髓抑制
阿糖胞苷	口腔溃疡、胃肠反应、脱发、骨髓抑制
环磷酰胺	骨髓抑制、脱发、出血性膀胱炎
长春新碱	末梢神经炎、腹痛、脱发
三尖杉碱	骨髓抑制、心脏损害、胃肠反应
柔红霉素	骨髓抑制、心脏损害、胃肠反应
阿霉素	骨髓抑制、心脏损害、胃肠反应

续表

药物	主要不良反应
泼尼松	易感染、高血压、糖尿病等
羟基脲	胃肠反应、骨髓抑制

注：①除长春新碱和泼尼松外均有骨髓抑制。

②速记：甲氨阿糖口溃疡，环磷脱发血膀胱，三尖柔红阿霉素，胃肠反应损心脏。长新腹痛神经炎，泼尼糖尿易感染，慢粒首选羟基脲，骨髓抑制除泼碱。

17. 抗凝药

抗凝药物的抗凝机制和临床应用

药物	抗凝机制	途径	临床应用
枸橼酸钠	钙离子参与血液凝固，枸橼酸钠和血中钙离子结合	体外抗凝	处理输血用的血液
华法林	抑制维生素K依赖性凝血因子的合成	体内抗凝	风心病伴心房颤动患者预防附壁血栓
肝素	灭活多种凝血因子	体内外抗凝	心肌梗死、脑血栓、血液透析等；肝素钠封管

18. 别嘌醇

别嘌醇药理作用及临床应用

药理作用	临床应用	不良反应
抑制尿酸生成	治疗白血病时预防尿酸肾病	胃肠道刺激、皮疹、发热、肝损害、骨髓抑制等，肾功能不全者剂量减半
	痛风	

19. 降糖药物

降糖药物的药理作用和临床应用

分类	适应证(作用)	服药时间	不良反应	代表药物
磺脲类	促胰岛素分泌	餐前半小时	低血糖	格列本脲 格列齐特
双胍类	体重超重的2型糖尿病	餐时或餐后	口干苦、金属味、极少低血糖	苯乙双胍 二甲双胍
葡萄糖苷酶抑制剂	餐后高血糖的2型糖尿病	第一口餐时与餐同服	胃肠道反应、单用不引起低血糖	阿卡波糖
噻唑烷二酮	胰岛素抵抗明显的2型糖尿病	空腹、餐时或餐后均可	不引起低血糖	罗格列酮
胰岛素	1型或2型糖尿病有急性并发症	餐前	低血糖	

20. 甘露醇

甘露醇的药理作用和临床应用

药理作用	临床应用	剂量	用法
脱水作用	**脑水肿、降低颅内压**	**20% 甘露醇 250ml**	**10~20 分钟内快速静脉滴注**
渗透性腹泻	清洁肠道(肠道术前)	5%～10% 甘露醇 1 500ml	口服
利尿	预防急性肾衰竭		

21. 吗啡

吗啡的药理作用和临床应用

<table>
<tr><th>药理作用</th><th>临床应用</th><th>禁忌证</th></tr>
<tr><td>镇痛</td><td>缓解或消除剧痛和晚期癌性疼痛；急性心梗</td><td>急腹症未明确诊断前；分娩止痛和哺乳期妇女止痛</td></tr>
<tr><td>镇静</td><td rowspan="2">心源性哮喘</td><td rowspan="2"></td></tr>
<tr><td>扩血管</td></tr>
<tr><td>Oddi 括约肌痉挛</td><td></td><td>急性胰腺炎、胆石症和胆道蛔虫病</td></tr>
<tr><td>镇咳</td><td rowspan="2"></td><td rowspan="2">支气管哮喘、颅内压增高、COPD 和肺心病</td></tr>
<tr><td>抑制呼吸</td></tr>
</table>

22. 阿司匹林

阿司匹林的药理作用和临床应用

<table>
<tr><th>药理作用</th><th>临床应用</th><th>服药时间</th><th>不良反应</th></tr>
<tr><td>解热镇痛及抗风湿</td><td>风湿性及类风湿关节炎首选药（大剂量）</td><td>饭后</td><td rowspan="2">恶心、呕吐最常见，饭后服用可减轻；较大剂量可引起胃溃疡及无痛性胃出血；出血倾向；过敏反应（引起哮喘）；病毒感染患儿不宜用；加重肾功能损害</td></tr>
<tr><td>抗血小板聚集</td><td>预防和治疗心肌梗死、短暂性脑缺血发作及脑血栓（小剂量）</td><td>睡前</td></tr>
</table>

23. 抗惊厥常用药物

不同类型惊厥的用药护理

疾病	药物
癫痫	首选地西泮
小儿惊厥	首选地西泮
新生儿缺血缺氧性脑病(惊厥)	首选苯巴比妥
小儿维生素D缺乏性手足搐搦症	水合氯醛或地西泮
子痫	硫酸镁(无效或禁忌时地西泮)
破伤风	镇静、解痉交替,如水合氯醛、苯巴比妥及地西泮

24. 地西泮

地西泮的药理作用和临床应用

<table>
<tr><th>药理作用</th><th>临床应用</th><th>不良反应</th></tr>
<tr><td>抗焦虑</td><td>焦虑症</td><td rowspan="3">嗜睡、头晕、静注速度过快可抑制呼吸、循环功能,久服可成瘾</td></tr>
<tr><td>镇静催眠</td><td></td></tr>
<tr><td>抗惊厥、抗癫痫</td><td>破伤风、子痫、小儿高热惊厥及药物中毒性惊厥;癫痫持续状态的首选药</td></tr>
</table>

25. 哌替啶

哌替啶的药理作用和临床应用

药理作用	临床应用	不良反应
镇痛	较吗啡弱，成瘾性较吗啡轻，用于创伤、手术后及晚期癌症	产妇临产前2～4小时不宜用；久用产生耐受性和依赖性
心源性哮喘	可替代吗啡	
麻醉前给药及人工冬眠		

26. 硝酸甘油

1. 硝酸甘油**降低心肌耗氧量**；**扩张冠状动脉，增加缺血区血液灌注**。

2. 舌下含服硝酸甘油能**迅速缓解各种类型心绞痛**。

3. 含药后应平卧，**以防低血压的发生**。服用硝酸酯类药物后常有**头涨、面红、头晕、心悸**等血管扩张的表现，一般持续用药数天后可自行好转。

4. 硝酸甘油保存在**深色瓶**中。

27. 洋地黄

1. 洋地黄类药物具有**增强心肌收缩力和减慢心率作用**。

2. 适应证：**充血性心力衰竭**，尤其对伴有**心房颤动和心室率增快**的心力衰竭，对心房颤动、心房扑动和室上性心动过速均有效。

3. 禁忌证：**严重房室传导阻滞、肥厚性梗阻型心肌病、急性心肌梗死24小时内不宜使用**。**洋地黄**

中毒或过量者为绝对禁忌证。

4. 洋地黄常见中毒表现：**食欲减退、恶心呕吐；心律失常，尤其是室性期前收缩二联律最常见；黄视、绿视等**。

5. 毒性反应的处理：**立即停用洋地黄类药；停用排钾利尿剂**；观察血钾，积极补充钾盐；快速纠正心律失常，如果血钾不低可使用利多卡因或苯妥英钠，**一般禁用电复律**，因易致心室颤动；**对缓慢心律失常，可使用阿托品治疗或安置临时起搏器**。

第八章　疾病要点速记

1. 水钠代谢紊乱

不同类型缺水异同点

项目	等渗性缺水	低渗性缺水	高渗性缺水	水中毒
血钠值/（$mmol \cdot L^{-1}$）	135～150	<**135**	>**150**	<120
丢失成分	等比钠、水	钠>水	水>钠	入水>排水
常见病因	消化液**急性**丧失	消化液**慢性**丢失	**原发性**缺水	排尿能力↓
典型病症	肠瘘	慢性肠梗阻	食管癌梗阻	肾衰竭
早期特点	舌干、**不渴**	乏力、**不渴**	**口渴**	**脑水肿**
治疗原则	等渗盐水、平衡盐溶液	5%葡萄糖盐溶液、高渗	5%葡萄糖	高渗盐水
护理措施	**补液：定量、定性、定时（前8小时补1/2）**			**限水**

2. 钾代谢异常

低钾血症与高钾血症鉴别

项目	低钾血症	高钾血症
血清钾/($mmol \cdot L^{-1}$)	<3.5	>5.5
病因	摄入少，排出多，利尿药	摄入多，排出少，静脉补钾过量
临床表现	肌无力，恶心呕吐，腹胀	神志淡漠，心动过缓，**心脏骤停**
典型心电图	U 波出现	T 波高尖
治疗方法	补充钾盐	**心律失常：葡萄糖酸钙**
护理措施	尽量口服，禁止静推，见尿补钾，3～6g/d，浓度<0.3%	停止含钾药物与食物；碳酸氢钠；葡萄糖+胰岛素；透析疗法

3. 酸碱平衡失调

酸碱平衡失调鉴别

项目	代谢性酸中毒	代谢性碱中毒	呼吸性酸中毒	呼吸性碱中毒
主要病因	**禁食、缺氧、腹泻**	**呕吐、低钾、利尿**	**通气不足**	**通气过度**
典型症状	呼吸**深快**、**酮味**	呼吸**浅慢**	呼吸困难	呼吸急促
血气分析	pH↓ [HCO_3^-]↓	pH↑ [HCO_3^-]↑	pH↓ $PaCO_2$↑	pH↑ $PaCO_2$↓
治疗要点	病因治疗，补液	病因治疗、HCl	**增加通气量**	治疗原发病

4. 高血压脑病和脑出血

高血压脑病和脑出血异同点

项目	高血压脑病	脑出血
病因	脑小动脉硬化和痉挛	脑小动脉硬化、血管变脆
病理	脑水肿、颅内压增高	血压升高、动脉破裂→颅内压↑→脑疝
部位	不定	基底节、内囊最常见
表现	颅内压增高，“三主征”	颅内压增高三主征；偏瘫、昏迷、死亡
治疗	首选硝普钠	20% 甘露醇
其他	可出现高血压危象	高血压最严重并发症

5. 心绞痛和心肌梗死

心绞痛和心肌梗死异同点

项目		心绞痛	心肌梗死
病因		**心肌负荷**增加，心**肌供血不足**	**血栓形成**，心肌血**供锐减或中断**
胸痛	时间	阵发性，多在 **3～5 分钟内**	持续性，数小时或数天
	诱因	体力劳动、情绪激动、饱餐等	多无
	部位	胸骨体中、上段后或心前区	相同
	性质	压榨性、发闷或有紧缩感	相似，但程度更剧烈
	缓解方式	**休息或含服硝酸甘油**	溶栓或 PCI
心电图		无变化或 ST 段下移≥0.1mV	**T 波倒置** **ST 段弓背向上抬高** **病理性 Q 波**
血清心肌坏死标记物		正常	常升高

6. 栓塞类型及特点

栓塞类型及特点

类型	栓子来源	好发部位/特点
肺栓塞	下肢深静脉	肺动脉
动脉栓塞	多来自左心：持久心房颤动时左房附壁血栓；感染性心内膜炎赘生物脱落	脑栓塞多见
空气栓塞	输液前管内空气未排尽；输液管连接不紧密或有裂隙	肺动脉入口
羊水栓塞	分娩过程中羊水进入肺循环	易 DIC
脂肪栓塞	长骨骨折	肺和脑多见

7. 扩张型和肥厚型心肌病

扩张型和肥厚型心肌病异同点

项目	扩张型心肌病	肥厚型心肌病
特征	单侧或双侧心腔扩大，心肌收缩力减弱	不对称性室间隔肥厚，左心室流出道受阻
病因	柯萨奇病毒 B	家族遗传
表现	心力衰竭的症状和体征	劳力性呼吸困难、胸痛、晕厥、猝死
确诊	超声心动图	超声心动图
治疗	同心力衰竭治疗＋心脏移植	β受体拮抗剂或钙通道阻滞剂
护理	慎用洋地黄，易中毒	避免情绪激动、持重、屏气及剧烈运动等

8. 心包炎的发病机制

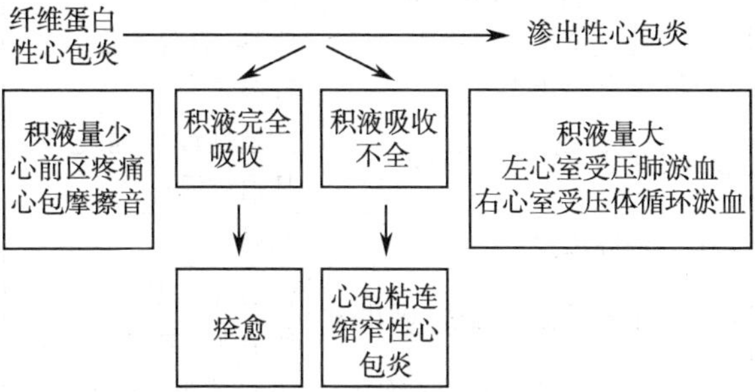

9. 心包炎

不同类型心包炎的临床表现和治疗

项目		心包炎			心脏压塞
		纤维蛋白性	渗出性	缩窄性	
症状	机制	脏壁层纤维蛋白渗出	左心室受压→肺淤血	左心室受压→肺淤血、心搏出量↓	
	表现	心前区疼痛	呼吸困难	气促、心动过速、血压↓、脉压变小	
体征	机制		右心室受压→体循环淤血		
	表现	心包摩擦音	颈静脉怒张、肝大、水肿等		
治疗		病因治疗	心包穿刺	心包切除	心包穿刺

10. 下肢静脉曲张和血栓闭塞性脉管炎

下肢静脉曲张和血栓闭塞性脉管炎异同点

项目	下肢静脉曲张	血栓闭塞性脉管炎
部位	大隐静脉及其属支	四肢远端中小动脉、静脉

续表

项目	下肢静脉曲张	血栓闭塞性脉管炎
病因	静脉壁薄和静脉瓣缺陷静脉内压↑	吸烟、自身免疫紊乱、性激素失调
表现	扩张、隆起和迂曲	间歇性跛行；静息痛；坏疽或溃疡
确诊	静脉造影	动脉造影
治疗	手术是根本方法；硬化剂	低分子右旋糖酐；高压氧舱；手术
护理	间歇抬高患肢，穿弹力袜或用弹力绷带	绝对戒烟；肢体保暖但不做热疗

11. 不同年龄初级心肺复苏

成人、小儿及新生儿初级复苏区别

<table>
<tr><th colspan="2">步骤</th><th>成人</th><th>小儿</th><th>新生儿</th></tr>
<tr><td colspan="2">识别</td><td>意识丧失，大动脉搏动消失</td><td>HR<60 次 /min 伴有灌注不良</td><td>HR<60 次 /min 或 60～80 次 /min 不增加</td></tr>
<tr><td colspan="2">程序</td><td>C-A-B</td><td>同成人</td><td>A-B-C</td></tr>
<tr><td rowspan="4">按压</td><td>部位</td><td>胸骨中下 1/3 处</td><td colspan="2">两乳头连线中点下方或胸骨下 1/3 处</td></tr>
<tr><td>频率 / (次·min⁻¹)</td><td>100～120</td><td>100～120</td><td>90</td></tr>
<tr><td>与放松比</td><td>1∶1</td><td>1∶1</td><td>1∶1</td></tr>
<tr><td>胸骨下陷</td><td>5~6cm</td><td>儿童约 5cm
婴儿约 4cm</td><td>1.5～2cm</td></tr>
<tr><td colspan="2">呼吸频率 / (次·min⁻¹)</td><td>10～12</td><td>18～20</td><td>40～60</td></tr>
<tr><td colspan="2">按压通气比率</td><td>单 / 双施救 30∶2</td><td><8 岁，双人 15∶2；单人 30∶2</td><td>3∶1</td></tr>
</table>

12. 循环系统常见疾病确诊辅助检查

疾病	确诊辅助检查	疾病	确诊辅助检查
心功能不全	超声心动图	心包积液	超声心动图
先天性心脏病	超声心动图	冠心病	冠状动脉造影+心电图
心脏瓣膜病	超声心动图	心律失常	心电图
心肌疾病	超声心动图	感染性心内膜炎	血培养

13. 口炎

不同类型口炎的异同点

项目	鹅口疮	疱疹性口炎	溃疡性口炎
病因	**白念珠菌** **长期应用广谱抗生素或激素**	单纯疱疹病毒	链球菌、金黄色葡萄球菌
临床表现	**白色乳凝块**	小疱疹、溃疡	糜烂、溃疡、灰白色假膜
药物治疗	**2% 碳酸氢钠、制霉菌素鱼肝混悬溶液**	碘苷	5% 金霉素鱼肝油
护理措施	**滚动式涂药，涂药后不可立即漱口、饮水或进食**		

14. 鹅口疮与外阴阴道假丝酵母菌病

鹅口疮与外阴阴道假丝酵母菌病异同点

疾病	鹅口疮	外阴阴道假丝酵母菌病
致病菌	白念珠菌	白念珠菌
临床表现	口腔黏膜**白色乳凝块**	**白带呈豆渣样**
治疗	**2% 碳酸氢钠**	**2%～4% 碳酸氢钠**

注：白色念珠菌属于真菌，又名白假丝酵母菌。

15. 胃溃疡和十二指肠溃疡

胃溃疡和十二指肠溃疡的特点

项目	胃溃疡(GU)	十二指肠溃疡(DU)
病变部位	**胃角、胃窦和胃小弯**	**球部前壁**
发病机制	主要是保护因素减弱	主要是侵袭因素增强
疼痛部位	剑突下正中或偏左	上腹正中或偏右
疼痛性质	烧灼感或痉挛感	饥饿感或烧灼感
疼痛时间	**餐后痛即进食后0.5~1小时出现，至下餐前消失**	**空腹痛即进食后2~3小时出现，下次进餐后缓解，可有夜间痛**
疼痛节律	**进食—疼痛—缓解**	**疼痛—进食—缓解**

16. 小儿腹泻脱水临床表现

不同程度脱水的临床表现

脱水程度	轻度	中度	重度
体重减少	**3%~5%**	**5%~10%**	**>10%**
皮肤、黏膜	弹性可、稍干燥	弹性差、干燥	弹性**极**差、**极**干燥
眼窝、前囟	**稍**凹陷	**明显**凹陷	**深度**凹陷
尿量	**略**少	**明显减少**	**少尿/无尿**
末梢循环	正常	四肢稍凉	四肢**厥冷**
精神状态	**稍**差	烦躁/萎靡	昏睡/昏迷

注：轻度往往描述为稍或略，重度往往描述为极或无。

不同性质脱水的临床表现

脱水性质	低渗性	等渗性	高渗性
水、电丢失比例	电解质丢失>水	成比例丢失	水丢失>电解质
血钠浓度/($mmol \cdot L^{-1}$)	**<130**	**130～150**	**>150**
口渴感	不明显	明显	**极明显**
血压	明显下降	下降	正常/稍低
神志	嗜睡/昏迷	萎靡	烦躁/惊厥

注：正常血钠135～145mmol/L，把接近正常范围的钠离子浓度称等渗，低于正常的为低渗性脱水，高于正常的为高渗性脱水。

17. 肛周脓肿

肛周脓肿异同点

项目	肛门周围脓肿	坐骨肛管间隙脓肿	骨盆直肠间隙脓肿
临床表现	持续性跳痛，波动感	胀痛、跳痛；直肠和膀胱刺激征	全身症状重而局部症状轻
诊断	诊断性穿刺抽到脓液则可确诊		
治疗护理	抗生素＋热水坐浴；形成脓肿，切开排脓		

18. 肝脏的生理功能及肝功能不全

肝脏的生理功能及肝功能不全表现

生理功能		作用	肝功能减退
分泌胆汁		消化脂肪、**促进维生素K吸收**	腹泻
代谢功能	合成蛋白质	维持血浆胶体渗透压	腹水
		纤维蛋白原、凝血酶原	**出血倾向**
	合成尿素	将氨合成尿素排出	**肝性脑病**
	灭活激素	灭活雌激素	**肝掌、蜘蛛痣**
	代谢胆红素	未结合→结合胆红素（易排出）	**黄疸**
凝血功能		**合成凝血因子**	**出血倾向**

19. 肝性脑病和肺性脑病

肝性脑病和肺性脑病区别

	肝性脑病	肺性脑病
原发病	严重肝病	肺疾病伴发呼吸功能衰竭
病因	血氨增高	低氧血症和高碳酸血症
临床表现	意识障碍、行为失常和昏迷	昼睡夜醒、球结膜水肿
禁用	镇静、安眠药	

20. 胆囊与胆道疾病

胆囊与胆道疾病异同点

<table>
<tr><th colspan="2">部位及疾病</th><th>症状</th><th>病（诱）因</th><th>体征</th><th>辅检</th><th>牵涉痛</th></tr>
<tr><td>胆囊</td><td>胆囊炎和结石</td><td>胆绞痛</td><td>饱餐、进油腻食物；睡眠体位改变</td><td>Murphy 征（+）</td><td rowspan="4">首选B超</td><td rowspan="4">右肩背部</td></tr>
<tr><td rowspan="3">胆道</td><td>胆管结石</td><td>Charcot 三联征</td><td rowspan="2">结石致胆道梗阻合并感染</td><td rowspan="2"></td></tr>
<tr><td>AOSC</td><td>Reynolds 五联征</td></tr>
<tr><td>胆道蛔虫</td><td>“钻顶样”绞痛</td><td>内环境改变</td><td>轻微</td></tr>
</table>

21. 急腹症

不同类型急腹症异同点

<table>
<tr><th>性质</th><th>表现</th><th>治疗</th></tr>
<tr><td>炎症，如阑尾炎</td><td>腹痛、发热、腹膜刺激征</td><td rowspan="5">1. 禁食、胃肠减压、补液，半卧位
2. 出血　输血补液
3. 绞窄　手术
4. 四禁　禁用吗啡、哌替啶类镇痛药；禁灌肠；禁热水袋热敷；禁用泻药</td></tr>
<tr><td>穿孔，如胃穿孔</td><td>膈下游离气体、移动性浊音（+）</td></tr>
<tr><td>梗阻，如胆石症</td><td>阵发性疼痛</td></tr>
<tr><td>出血，如肝破裂</td><td>休克、抽出不凝血</td></tr>
<tr><td>绞窄，如肠扭转</td><td>疼痛、腹膜刺激征、血性排泄物、移动性浊音（+）、腹胀不对称</td></tr>
</table>

22. 消化系统常见疾病确诊辅助检查

消化系统常见疾病确诊辅助检查

疾病	确诊辅助检查	疾病	确诊辅助检查
胃炎、消化性溃疡	胃镜	细菌性肝脓肿	诊断性肝穿刺
上消化道出血	胃镜	肝硬化	肝穿刺活检
胃癌	胃镜+活检	肠梗阻	X线
溃疡性结肠炎	结肠镜	急性胰腺炎	血、尿淀粉酶
痔	肛门镜	胆道蛔虫	B超
直肠肛管周围脓肿	诊断性穿刺	胆石症	B超

23. 痰液特点

痰液特点与疾病

痰液特点	疾病
大量黄脓痰	肺脓肿或支气管扩张
红色或红棕色	**肺结核、肺癌**
粉红色泡沫样痰	**急性肺水肿**
砖红色胶冻样	克雷伯杆菌
痰液恶臭	厌氧菌感染
铁锈色	大叶性肺炎

24. 排痰方法

不同排痰措施的适应证和方法

方法	适应证	方法要点
有效咳嗽	**神志清，能配合**	坐位，腹式呼吸5～6次，深吸气屏气3～5秒咳出
气道湿化	**痰液黏稠**	10～20分钟，湿化温度35～37℃
胸部叩击	**久病卧床，排痰无力**	**手指弯曲并拢，使掌侧呈杯状；自下而上、由外向内；120～180次/min；时间在餐后2小时至餐前30分钟内**
体位引流	**大量痰液排出不畅**	**每次15～20分钟，早晨清醒后或餐后1～2小时**
机械吸痰	无力咳出，**意识不清**	**每次时间少于15秒；两次间隔时间>3分钟**

25. 支气管哮喘

哮喘的分期和治疗要点

分期	程度	气短	讲话	哮鸣音	其他	治疗
急性发作	轻度	步行或上楼		散在		间断吸入**β_2受体激动药**
	中度	稍事活动	常中断	响亮弥漫	**奇脉，心率增快；SaO_2 91%～95%**	吸入β_2受体激动药+静注氨茶碱，效果不佳时加口服激素

续表

分期	程度	气短	讲话	哮鸣音	其他	治疗
急性发作	重度	休息时	单字表达	响亮弥漫	**奇脉，心率>**120次/min；**SaO_2≤90%**	除上述治疗，**尽早静脉激素治疗**
	危重		**不能讲话**	**减弱或消失**	嗜睡、意识模糊；脉率慢或不规则	
非急性发作	不同程度和频率的喘息、咳嗽、胸闷					按需吸入**β_2受体激动药**；健康教育、避免诱因

26. 气胸

不同类型气胸的临床表现和处理要点

项目	闭合性气胸	开放性气胸	张力性气胸
胸膜裂口	小	大，开放	**呈单向活瓣作用**
空气进出	**不能自由进出胸膜腔**	**可自由进出**胸膜腔	**只能进不能出**
胸内压	**低于**大气压	**几乎等于**大气压	**高于**大气压
移位方向	**健侧**	**健侧**	**健侧显著移位**
患侧肺	萎陷	完全萎陷	严重萎陷
局部特点	伤侧饱满，呼吸活动度↓	胸部伤口吸吮声	伤侧饱满，呼吸音消失
皮下气肿	无	无	**纵隔气肿、皮下气肿**
纵隔摆动	无	**有纵隔摆动**	无

续表

项目	闭合性气胸	开放性气胸	张力性气胸
肺部叩诊	**伤侧鼓音**	**同左**	**同左**
急救要点	小量：观察；大量：穿刺	封闭伤口，转为闭合	伤侧锁骨中线第2肋间穿刺

27. 呼吸衰竭

呼吸衰竭的分类

项目	Ⅰ型	Ⅱ型
别称	缺氧性呼吸衰竭	高碳酸性呼吸衰竭
定义	缺氧而无 CO_2 潴留	缺氧伴 CO_2 潴留
诊断	单纯 PaO_2<60mmHg	PaO_2<60mmHg 及 $PaCO_2$>50mmHg
病因	换气功能障碍	通气功能障碍
吸氧	浓度>35%	低浓度（<35%）、低流量（1～2L/min）持续吸氧

28. 慢性支气管炎、肺气肿、肺心病及慢性呼吸衰竭

慢性支气管炎、肺气肿、肺心病及慢性呼吸衰竭异同点

项目	慢性支气管炎	肺气肿	肺心病	慢性呼吸衰竭
病因	吸烟	慢性支气管炎	COPD	COPD
表现	咳嗽、咳痰、喘息	逐渐加重的呼气性呼吸困难	肺动脉高压、右心肥厚、呼吸衰竭、心力衰竭	呼吸困难、发绀

续表

项目	慢性支气管炎	肺气肿	肺心病	慢性呼吸衰竭
并发症	COPD	呼吸衰竭、自发性气胸、肺心病	肺性脑病、呼吸衰竭	肺性脑病
氧疗	低流量、低浓度持续吸氧，时间10～15h/d		低流量、低浓度持续吸氧，24h不间断	Ⅱ型：低流量低浓度持续吸氧；Ⅰ型：较高浓度（35%～50%）或高浓度（>50%）O_2
护理	缩唇呼气、腹式呼吸		烦躁不安切勿随意使用安眠、镇静剂	呼吸兴奋剂

29. 呼吸系统疾病及确诊辅助检查

呼吸系统疾病及确诊辅助检查

疾病	辅助检查	疾病	辅助检查
支气管扩张	CT	ARDS	氧合指数
COPD	肺功能	气胸	X线
呼吸衰竭	血气分析	血胸	胸腔穿刺

30. 人工主动免疫和人工被动免疫区别

人工主动免疫和人工被动免疫区别

项目	人工主动免疫	人工被动免疫
输入物质	**抗原**	**主要是抗体**
产生免疫力时间	**慢，2～3周**	**快，输入即生效**
免疫力维持时间	数月至数年	2～3周

续表

项目	人工主动免疫	人工被动免疫
主要作用	**预防**	**治疗或紧急预防**
制剂	疫苗（如卡介苗）及类毒素(破伤风类毒素)	抗毒素(破伤风抗毒素)和人免疫球蛋白制剂

31. 麻疹、水痘及猩红热

麻疹、水痘及猩红热鉴别点

项目	麻疹	水痘	猩红热
病原体	麻疹病毒	水痘 - 带状疱疹病毒	A 组乙型溶血性链球菌
皮疹特点	自耳后发际至全身，**疹间皮肤正常**	**分批出现同时存在；向心分布**	**疹间无正常皮肤**，疹退后大片脱皮
治疗	对症治疗	**首选阿昔洛韦**	**首选青霉素**
禁忌	**冷水或乙醇擦浴**	**阿司匹林** **糖皮质激素**	**冷水或乙醇擦浴**
隔离患儿	**出疹后 5 天，有并发症者延至疹后 10 天**	**全部结痂或出疹后 7 日**	**症状消失后 1 周**，连续**咽拭子培养 3 次阴性**
接触易感儿	隔离 21 天	隔离 **21** 天	隔离 **7** 天
保护易感儿	**麻疹疫苗**；接触患儿 **5** 日内注射免疫球蛋白	**水痘疫苗，接触患儿 72h 内肌内注射免疫球蛋白**	
病后免疫力	大多获得持久免疫	**持久免疫力**	

注：麻疹、水痘、流行性腮腺炎及猩红热均为呼吸道传染病，由病毒引起的传染病，易感儿接触后均应隔离观察 21 天；由细菌引起的传染病，易感儿接触后隔离观察 7 天。

32. 疖、痈及脓性指头炎异同点

疖、痈及脓性指头炎异同点

疾病	部位	致病菌	临床特点	治疗护理
疖	单个毛囊	金黄色葡萄球菌	发生在“危险三角区”可引起颅内海绵状静脉窦炎	严禁挤压
痈	多个毛囊		疮口呈蜂窝状	切开排脓+抗生素
脓性指头炎	手指末节掌面		搏动样跳痛	患肢制动抬高；末节患指侧面作纵行切开减压引流

33. 急性蜂窝织炎和急性淋巴管炎

急性蜂窝织炎和急性淋巴管炎异同点

疾病	部位	致病菌	临床特点	治疗护理
急性蜂窝织炎	疏松结缔组织	溶血性链球菌	发生在口底、颌下与颈部，易引起呼吸困难甚至窒息	观察呼吸；早期切开减张
急性淋巴管炎	管状或网状淋巴管		浅层淋巴管炎有“红线”网状淋巴管炎即丹毒，有接触性传染	丹毒患者接触隔离

34. 雌、孕激素

雌、孕激素生理功能

项目	雌激素(E)	孕激素(P)
子宫平滑肌对催产素敏感性	增高(收缩)	降低(松弛)
子宫内膜	增殖期	分泌期
宫颈黏液分泌	增多、稀薄、羊齿叶状结晶	减少、黏稠，椭圆体结晶
阴道上皮	增生、角化	脱落加快
乳腺	腺管增生	腺泡和乳腺小叶增生
水钠	增加(潴留)	排泄
基础体温		排卵后升高 0.3～0.5℃

注：雌激素作用的关键字“增”。

35. 流产

各型流产的临床表现及处理原则

类型		先兆流产	难免流产	不全流产	完全流产
病史	出血量	少	中→多	少→多	少→无
	下腹痛	无或轻	加剧	减轻	无
	组织排出	无	无	部分排出	全部排出
妇科检查	宫颈口	闭	扩张	扩张或堵塞	闭
	子宫大小	与孕周相符	相符或略小	小于孕周	正常或略大
治疗原则		卧床、禁性生活，必要时药物治疗	尽早使胚胎及胎盘完全排出	刮宫术或钳刮术	无感染，不需特殊处理

36. 流产、异位妊娠、胎盘早剥及前置胎盘

流产、异位妊娠、胎盘早剥及前置胎盘的鉴别

疾病	症状	诊断	治疗原则
流产	停经后腹痛及阴道流血	B超+hCG	按类型选择
异位妊娠	停经后腹痛与阴道流血	hCG+超声 后穹窿穿刺	手术为主
胎盘早剥	妊娠中期突发持续腹痛，伴或不伴阴道流血	病史+临床表现+超声	终止妊娠
前置胎盘	妊娠晚期**无痛性**阴道流血	超声检查	期待疗法、终止妊娠

注：四者中仅前置胎盘为无痛性流血。

37. 新生儿Apgar评分标准

新生儿Apgar评分标准

体征	评分标准		
	0	1	2
皮肤颜色	青紫或苍白	身体红，四肢青紫	全身红
心率/(次·min^{-1})	无	<100	>100
喉反射	无反应	有些动作，如皱眉	哭、喷嚏
肌张力	松弛	四肢略屈曲	四肢活动
呼吸	无	慢，不规则	正常，哭声响

38. 黄疸

不同类型黄疸

类型	临床特点	常见疾病
溶血性	**胆红素生成较多**	**溶血性黄疸、新生儿病理性黄疸**
肝细胞性	肝功能减退，**形成结合胆红素的能力下降**	肝炎、肝硬化、肝癌
胆汁淤积性	**胆汁排出的通道阻塞**	**胰腺癌、胆管结石、先天性胆道闭锁**

注：肝癌可因肝细胞损害或癌肿压迫胆管而出现黄疸症状。

39. 肾性水肿

肾性水肿分类

分类	发生机制	水肿特点	治疗	常见疾病
肾炎性	**水钠潴留**	**多从眼睑、颜面部开始**，指压凹陷不明显	限制水钠或利尿药	**急/慢性肾炎**
肾病性	**大量蛋白尿→血浆胶体渗透压下降**	**多从下肢部位开始**，常为全身性和凹陷性	**糖皮质激素**	**肾病综合征**

40. 肾性高血压

肾性高血压分类

分类	发生机制	治疗	常见疾病
容量依赖型	**水钠潴留**	限制水钠或利尿药	肾炎和多数肾衰竭
肾素依赖型	肾素↑	ACEI类或ARB类	肾血管疾病和少数肾衰竭

41. 尿路结石

不同部位结石特点

项目	肾结石	输尿管结石	膀胱结石	尿道结石
临床特点	肾区叩痛	活动后肾绞痛	排尿中断	排尿困难
治疗	<0.6cm 非手术；<2cm ESWL		膀胱镜	润滑推挤排石
检查	尿路平片可发现多数结石			

42. 泌尿系统损伤

不同类型泌尿系统损伤的鉴别

肾损伤	膀胱损伤	前尿道损伤	后尿道损伤
血尿	血尿	尿道出血	尿道出血
休克	休克		休克
尿外渗、疼痛	尿外渗、腹痛	尿外渗	尿外渗
腰腹部肿块、发热	排尿困难、尿瘘	局部血肿、排尿困难	血肿、排尿困难
肾部分切除需卧床2～4周	导尿管引流耻骨上膀胱造瘘	导尿管引流	耻骨上膀胱造瘘

43. 肾小球肾炎和肾盂肾炎

肾小球肾炎和肾盂肾炎异同点

项目	急性肾小球肾炎	慢性肾小球肾炎	肾盂肾炎
性质	免疫介导性炎症	免疫介导性炎症	化脓性炎症

续表

项目	急性肾小球肾炎	慢性肾小球肾炎	肾盂肾炎
病因	链球菌感染诱发	多数不清，少数急性演变	上行或血行细菌引起
部位	肾小球	肾小球	肾盂
表现	血尿、水肿、高血压	蛋白尿、水肿、高血压	发热＋尿频、尿急、尿痛
肾功能	一过性改变	减退	无明显改变
尿常规	变形红细胞	尿蛋白 1～3g/d	白细胞或白细胞管型
治疗	青霉素＋利尿、降压	利尿、降压＋优质低蛋白饮食	喹诺酮类
护理	预防链球菌感染	避免肾毒性药物	多饮水、勤排尿

44. 外阴及阴道炎

外阴及阴道炎症异同点

疾病	病因	症状	分泌物特点	治疗护理
外阴炎	经血、分泌物	瘙痒、疼痛、烧灼感	正常	高锰酸钾液坐浴
滴虫阴道炎	阴道毛滴虫	瘙痒、疼痛、烧灼感	**增多的稀薄、脓性、泡沫状白带**	甲硝唑＋**酸性**灌洗
外阴阴道假丝酵母菌病	白假丝酵母菌	瘙痒、灼痛	**干酪样或豆渣样白带**	**2%～4%碳酸氢钠灌洗**＋制霉菌素
细菌性阴道病	菌群失调	轻度瘙痒或烧灼感	**增多的白色、匀质、腥臭味**	甲硝唑＋**酸性**灌洗

续表

疾病	病因	症状	分泌物特点	治疗护理
萎缩性阴道炎	雌激素↓	瘙痒，灼热感	**增多的稀薄淡黄色或血性白带**	**酸性**灌洗＋诺氟沙星＋雌激素
婴幼儿外阴阴道炎	大肠埃希菌及葡萄球菌等	外阴痛痒	**分泌物增多**	抗生素

注：症状基本表现为外阴瘙痒、烧灼感和疼痛。

45. 无排卵性和排卵性功能失调性子宫出血

无排卵性和排卵性功能失调性子宫出血鉴别点

项目	无排卵性功能失调性子宫出血	排卵性功能失调性子宫出血	
		黄体功能不足	子宫内膜不规则脱落
好发时期	青春期与绝经过渡期	育龄期	
基本病机	无排卵	黄体期短	黄体萎缩不良
出血特点	经期长短不一 经量多少不定	月经周期缩短 月经频发	月经周期正常 经期延长
辅助检查	1. 基础体温单向 2. 于月经来潮前或来潮6h内诊刮子宫内膜呈增生期改变	1. 基础体温双相，高温相持续时间短（<11日） 2. 于月经来潮前或来潮6h内诊刮子宫内膜，内膜分泌不良	1. 基础体温双相，高温相下降缓慢 2. 于月经周期的第5～7天诊刮子宫内膜为增生期与分泌期的混合内膜

46. 实质脏器和空腔脏器损伤

实质脏器和空腔脏器损伤分类

损伤分类	主要表现	腹痛	腹膜刺激征	其他
实质脏器	**腹腔内出血**	持续性，多不严重	不明显，可有**移动性浊音**	伴胆管、胰管断裂，剧烈腹痛和明显腹膜刺激征
空腔脏器	**腹膜炎**	**持续性剧烈腹痛**	**明显**	**气腹征**

47. 中暑

不同类型中暑的临床表现及护理措施

类型	特点	体温	护理措施
热衰竭	水钠比例接近正常	基本正常	0.9% NaCl 及葡萄糖溶液、KCl
热痉挛	水多钠少	多正常	含盐饮料或生理盐水
热射病	高热、无汗、意识障碍	可达 40℃以上	降温、抽搐可用地西泮、高热伴休克动脉快速静推 4℃ 5% 葡萄糖盐水

48. 四肢骨折

四肢不同类型骨折患者的临床表现及治疗护理

类型	病因	特异临床表现	治疗护理
肱骨干骨折	直接或间接暴力引起	**桡神经损伤垂腕**，肱动脉损伤	手法复位，外固定切开复位，内固定
肱骨髁上骨折	伸直型多见，跌倒时手掌着地间接暴力所致	肘后三点关系正常，血管及神经损伤	手法复位外固定

续表

类型	病因	特异临床表现	治疗护理
桡骨远端骨折	**伸直型骨折多见**，跌倒时腕部背伸，以手掌撑地所致	侧面观呈“**餐叉**”**畸形**，正面观为“**枪刺**”**畸形**	手法复位外固定
股骨颈骨折	常为滑倒时身体发生扭转的间接性扭转暴力引起	患肢呈**屈曲、内收、缩短、外旋畸形**，检查见大转子上移	持续皮牵引或手术治疗
股骨干骨折	强大的撞击、辗轧等直接暴力易引起	远 1/3 段肢体远端血运、感觉和运动功能障碍、休克	3 岁以下：皮肤垂直悬吊牵引。成人：骨牵引。重者手术
胫腓骨干骨折	直接暴力撞击而形成，或间接暴力所致	**骨筋膜室综合征**	手法复位，外固定；跟骨结节牵引，重者手术

注：疼痛和压痛、肿胀和瘀斑、功能障碍是四肢骨折的局部共性表现。畸形、假关节活动（异常活动）、骨擦音或骨擦感是骨折专有体质。**上肢骨折多为手法复位加外固定；下肢骨折多牵引或手术治疗**。

49. 风湿性疾病

风湿性疾病关节表现特点

疾病	关节表现
风湿热	**游走性、多发性、大关节、无畸形**
类风湿关节炎	**对称性、持续性、小关节，晚期可畸形**
系统性红斑狼疮	对称性大小关节，较少畸形
痛风	首发常在第一跖趾关节，以后可为多关节炎
骨关节炎	缓慢发展的关节疼痛、肿胀、僵硬、活动受限和畸形

50. 肿瘤疾病

不同类型肿瘤的鉴别要点

疾病	主要病因	好发部位	主要转移途径和部位	临床表现	辅助检查
甲状腺癌				癌肿伴颈淋巴结肿大、压迫症状	超声；细胞学
食管癌	**亚硝胺类**	**中胸段**	淋巴转移	**进行性吞咽困难**	**食管镜：确诊；食管拉网脱落细胞学检查**
胃癌	地域环境及饮食生活	**胃窦部**	淋巴转移；肝	**上腹疼痛、食欲减退、呕吐、消瘦**	**胃镜：确诊**
肝癌	**肝炎、肝硬化、**黄曲霉菌		血行转移；肝内转移最早最常见；肝外为肺	**持续性胀痛** **肝大**	**AFP：普查** **B超：首选** **肝穿刺活检：确诊**
胰腺癌	高蛋白、高脂肪和吸烟	**胰头部**	局部浸润、淋巴转移；肝	**腹痛和上腹饱胀不适、黄疸**	**B超：首选**

续表

疾病	主要病因	好发部位	主要转移途径和部位	临床表现	辅助检查
大肠癌	高脂、高动物蛋白质及家族史	**直肠**	淋巴转移	**结肠癌：排便习惯和粪便性状的改变是早期变化，腹部肿块，肠梗阻症状** **直肠癌：直肠刺激症状，肠腔狭窄症状**	**直肠指诊：简便有效** **肠镜：确诊**
肾癌	吸烟		肺	**间歇性无痛性肉眼血尿、疼痛和肿块**	**CT、MRI、肾动脉造影**
膀胱癌	**染料、橡胶或苯胺类**	侧壁和后壁	淋巴转移；晚期血行至肝	**无痛性间歇性全程肉眼血尿**	**尿脱落细胞学：筛选** **膀胱镜：诊断**
宫颈癌	**HPV**、早育、多产	**移行带区**	直接蔓延	**接触性出血、排液、疼痛**	宫颈刮片：筛查 **活检：确诊**
子宫肌瘤	**雌激素、孕激素**	肌壁间	良性，不转移	**月经异常、腹部肿块、白带增多**	**B超：首选**
卵巢癌	内分泌因素		直接蔓延、腹腔种植	**腹部不适、内分泌功能异常**	**CA125；彩超；细胞学**

续表

疾病	主要病因	好发部位	主要转移途径和部位	临床表现	辅助检查
葡萄胎	绒毛滋养细胞过度增生	子宫内，不侵犯肌层	不转移	**停经后阴道流血；子宫异常增大、变软**	**hCG** **B超：落雪状**
侵蚀性葡萄胎	**来自良性葡萄胎**	子宫肌层或转移	血行转移、肺	**阴道出血**	**hCG；B超** **可见绒毛结构**
绒毛膜癌	**多继发于葡萄胎**	子宫	血行转移	**阴道出血、子宫增大、腹痛、假孕症状**	**hCG；B超** **未见绒毛结构**
白血病	**电离辐射、苯及病毒**	血液系统		**发热、出血、贫血；慢性髓细胞性白血病；巨脾**	**白细胞明显增高** **骨髓象：确诊**
骨肉瘤		**长骨干骺端**	肺	**疼痛和局部肿胀**	**X线：Codman三角或日光射线**
颅内肿瘤	胚胎残余组织演变	大脑半球	一般不向颅外转移	**颅内压增高、局灶症状**	**CT、MRI**

续表

疾病	主要病因	好发部位	主要转移途径和部位	临床表现	辅助检查
乳腺癌	雌酮和雌二醇	乳房外上象限	淋巴转移：患侧腋窝	乳房肿块、酒窝征、橘皮样改变	X线钼靶干板；活检：确诊
子宫内膜癌	雌激素刺激而无孕激素拮抗		淋巴转移	阴道流血、阴道排液、疼痛	分段诊刮：确诊
支气管肺癌	吸烟、化学和放射性物		淋巴转移	阵发性刺激性呛咳、高音调金属音、血痰、胸痛	痰脱落细胞 支气管镜：确诊

51. 葡萄胎、侵蚀性葡萄胎和绒毛膜癌

葡萄胎、侵蚀性葡萄胎和绒毛膜癌的异同点

项目	葡萄胎	侵蚀性葡萄胎	绒毛膜癌
性质	良性病变	恶性肿瘤	恶性肿瘤
病因	异常妊娠	继发于葡萄胎后	葡萄胎、流产、足月产后
绒毛	有绒毛，不侵犯子宫肌层	有绒毛，侵入子宫肌层或转移	无绒毛结构、可转移
表现	阴道流血	阴道出血 + 转移灶表现	阴道出血 + 转移灶表现
转移	无	肺常见	肺常见
治疗	清除宫内容物	化疗为主	化疗为主

52. 白血病与再生障碍性贫血

白血病与再生障碍性贫血的区别

项目	白血病	再生障碍性贫血
血细胞	多数患者 WBC 总数↑，RBC 和 PLT↓	RBC、WBC 和 PLT 均↓
临床表现	发热、出血、贫血，白细胞浸润	**贫血、出血和感染**
肝、脾、淋巴结	肿大	不肿大
骨髓象	**增生明显活跃或极度活跃**	**增生低下或极度低下**

53. 血液系统疾病

血液系统疾病鉴别要点

疾病	临床表现及病因				辅助检查
	贫血（RBC↓）	出血（PLT↓）	感染（WBC↓）	其他	
缺铁性贫血	**铁缺乏**			**异食癖、反甲**	**小细胞低色素性**
巨幼贫	**维生素 B_{12} 或/和叶酸缺乏**			精神神经症状	**大细胞性**
再生障碍性贫血	**造血功能↓**	**造血功能↓**	**造血功能↓**	肝、脾、淋巴结不大	**骨髓增生低下或极度低下**
白血病	**干扰正常造血**	**干扰正常造血**	**白细胞功能缺陷**	**肝、脾、淋巴结肿大**	**增生明显活跃或极度活跃**
血友病		**凝血因子减少**			凝血时间延长；血小板正常
ITP		**免疫反应导致PLT减少**			血小板减少，凝血因子正常
过敏性紫癜		**血管**变态反应			血小板和凝血因子正常
DIC		凝血因子被消耗			血小板和凝血因子减少

54. 甲亢与甲减

甲亢与甲减主要临床表现区别

项目	甲亢	甲减
一般表现	**怕热多汗、体重下降、低热**	**怕冷少汗、体重增加、皮肤干燥**
精神神经系统	记忆力减退、神经过敏、失眠、易怒	记忆力减退、智力低下、嗜睡
心血管系统	**心动过速，脉压增大**，甲亢性心脏病	**心动过缓，血压低**，甲减性心脏病
消化系统	**多食易饥、腹泻**	**畏食、便秘**
肌肉运动系统	肌无力	肌无力
内分泌系统	月经失调、男性阳痿	月经失调，男性阳痿

55. 甲状腺危象和黏液性水肿昏迷

甲状腺危象和黏液性水肿昏迷的区别

项目	甲状腺危象	黏液性水肿昏迷
病因	T_3、T_4短时间释放入血	血中T_3、T_4减少
诱因	感染、手术、创伤、精神刺激及手术中过度挤压甲状腺	寒冷、感染、手术、中断TH替代治疗和使用麻醉、镇静药
体温	高热（>39℃）	低体温（<35℃）
脉搏	心动过速（140～240次/min）	心动过缓
治疗	首选丙硫氧嘧啶	首选左甲状腺素

56. 1型和2型糖尿病

1型和2型糖尿病的异同点

项目	1型糖尿病	2型糖尿病
发病机制	胰岛素绝对缺乏	胰岛素抵抗和/或伴胰岛素分泌不足
遗传易感性	有	更强
易患人群	年轻人	中老年
起病方式	多急少缓	缓慢且隐匿
三多一少	典型	不典型或无症状
酮症酸中毒	易发生	不易发生
治疗	胰岛素	胰岛素+药物

57. 意识状态

意识障碍程度

<table>
<tr><th>意识状态</th><th colspan="2">特点</th></tr>
<tr><td>嗜睡</td><td colspan="2">可被唤醒，一旦刺激去除，则又迅速入睡</td></tr>
<tr><td>意识模糊</td><td colspan="2">定向障碍，思维和语言也不连贯</td></tr>
<tr><td>昏睡</td><td colspan="2">不易被唤醒，虽在强烈刺激下可被勉强唤醒，但很快再入睡，醒时答话含糊或答非所问</td></tr>
<tr><td rowspan="2">昏迷</td><td>浅昏迷</td><td>对强烈的疼痛刺激可出现痛苦表情</td></tr>
<tr><td>深昏迷</td><td>意识全部丧失，对强烈刺激也全无反应，所有反射均消失</td></tr>
</table>

58. 头皮血肿

头皮血肿的分类

分类	临床表现	治疗原则
皮下血肿	**比较局限，无波动感**	加压包扎，**早期冷敷，24 小时后热敷**。血肿较大可行血肿穿刺抽出积血，再加压包扎
帽状腱膜下血肿	**血肿易扩展，有波动感**	
骨膜下血肿	局限某一颅骨，以骨缝为界，**血肿张力较高，可有波动感**	

59. 脑损伤

脑损伤的分类

项目	脑震荡	脑挫裂伤	颅内血肿		
			硬脑膜外	硬脑膜下	脑内
临床表现	**短暂意识丧失；逆行性健忘**	意识障碍；局灶症状与体征；头痛、呕吐；颅内压增高与脑疝	**中间清醒期**	昏迷或昏迷进行性加重	与脑挫裂伤和急性硬脑膜下血肿相似
治疗要点	无须特殊治疗	防治脑水肿	一经确诊，手术清除血肿，并彻底止血		

60. 肌力

肌力的分级

分级	临床表现
0级	完全瘫痪
1级	可看到肌肉收缩但无肢体运动
2级	肢体能在床面上移动但不能抬起
3级	肢体可抬离床面但不能对抗阻力
4级	能够对抗阻力但肌力弱
5级	正常肌力

61. 出血性与缺血性脑血管疾病

出血性与缺血性脑血管疾病的区别

性质	分类	常见病因	临床表现
出血性	脑出血	高血压 动脉硬化	**内囊：三偏征** 脑桥：交叉瘫、瞳孔针尖样 小脑：眩晕、眼震、共济失调
	蛛网膜下腔出血	**先天性脑动脉瘤**	剧烈头痛、**脑膜刺激征阳性，一般无肢体瘫痪**
缺血性	TIA	微栓子堵塞小血管，被**自溶或击碎**	一般为5～30分钟，24小时内恢复正常，**不留神经功能缺失，如肢体瘫痪**
	脑血栓	动脉硬化，**血栓为自身形成**	**内囊：三偏征** 小脑：眩晕、眼震、共济失调
	脑栓塞	风湿性心脏病，**栓子来自颅外**	**内囊：三偏征** 小脑：眩晕眼震、共济失调

62. 冠状动脉和脑动脉缺血性疾病

冠状动脉和脑动脉缺血性疾病异同点

血管	疾病	病因	最佳溶栓时间
冠状动脉	心绞痛	心肌**暂时**缺血、缺氧	不需溶栓
	心肌梗死	心肌**持久**缺血、缺氧→坏死	3～6小时内
脑动脉	TIA	脑组织**暂时**缺血、缺氧	不需溶栓
	脑血栓/栓塞	脑组织**持久**缺血、缺氧→坏死或软化	6小时内

63. 心律失常

心律失常治疗原则

心律失常		治疗
窦性	心动过速	β受体拮抗剂
	心动过缓	阿托品、重者心脏起搏器
期前收缩	房性	β受体拮抗剂、维拉帕米
	室性	利多卡因
心动过速	室上性	腺苷
	室性	利多卡因、重者同步电复律
颤动	心房	胺碘酮
	心室	非同步电复律
房室传导阻滞	二度Ⅱ型和三度	阿托品、异丙肾上腺素，重者起搏器

64. 脑膜炎

不同类型脑膜炎特点

病因	外观	压力	糖和氯化物	蛋白	细胞	治疗
结核性	透明或毛玻璃状	升高	下降	增高	淋巴细胞	抗结核+糖皮质激素+降颅压
化脓性	混浊或脓性	升高	下降	增高	中性粒细胞	抗菌+糖皮质激素
病毒性	无色透明	升高	正常	稍增高	淋巴细胞	抗病毒+糖皮质激素

65. 儿童计划免疫

儿童计划免疫实施程序

疫苗	卡介苗	乙肝疫苗	脊灰疫苗	白百破	麻疹疫苗
接种途径	皮内注射	肌内注射	肌注、口服	肌内注射	皮下注射
接种部位	左上臂三角肌上端	上臂三角肌		上臂外侧	上臂外侧
接种次数	1	3	4	4	1
接种月(年)龄	出生	0、1、6月龄	2、3、4月龄，4周岁	3、4、5月龄，18～24月龄	8月龄